安保 徹

医者に見放されても病気は自力で治る

究極の免疫力再生法

講談社+α《プラスアルファ》新書

まえがき

たとえばがん、膠原《こうげん》病、潰瘍《かいよう》性大腸炎、クローン病などは、現代医療でもて余している病気です。自分自身、あるいは家族の誰かがこれらの病気を抱えている人は、主治医から難病と宣告され、つらい思いをしていることでしょう。しかし、これからはこういう流れを変えてゆくことができると思います。なぜならば、これらの病気の原因が明らかになったので、これまでのように対症療法を延々と続けるのではなく、根本治療に切り替えることで治癒にもっていけるからです。

上記した病気はいずれもいわゆるストレス病であることが判明しています。日常生活にありがちな長時間労働、夜更かし、心の悩み、冷えなどのストレスがまず自律神経の中で交感神経が優位に働く交感神経緊張状態をつくります。次に、交感神経の緊張は血流障害（顔色が悪い、手足が冷たい）や、顆粒《かりゅう》球増多などの症状を生み出します。交感神経緊張は血管収縮を起こしますし、アドレナリン受容体を持った顆粒球を刺激するからです。

本来、顆粒球は細菌処理にすぐれた白血球なのですが、増加し過ぎると粘膜や組織を破壊するようになります。このとき、リンパ球は減少し免疫抑制状態になっています。こうした状態が続いた結果、もたらされるのが、先に述べた疾患群なのです。

もう少し詳しくいうと、顆粒球の増加によって生じる粘膜や組織破壊は再生上皮細胞や分泌腺細胞を破壊し、これらの再生を促《うなが》し続ける結果、ついには増殖系に調節障害をもたらします。これが発がんのしくみです。また、リンパ球の減少で起こる免疫抑制は、常在ウイルスの増殖を許すのでウイルスがあばれ出し膠原病が引き起こされるのです。

心の悩みも同じように、顆粒球増多を招いて粘膜を破壊し、その修復過程として炎症が起こります。これが受験期の子どもや感受性の高い子どもたちがかかることの多い潰瘍性大腸炎やクローン病発病のしくみです。このように難病も実は原因不明なのではなくて、ストレスというはっきりとした原因があるのです。当然のこととして、ストレスから逃れたとき、病気は自然に治癒に向かいます。

さらにもうひとつ知っておきたいことは、すべての病気は治る過程で、発熱、腫脹《しゅちょう》、痛みをともなった炎症を起こすということです。そのことがわかると、あまり熱心に対症療法で熱や腫れをとることは、治る機会を奪うことだと気付くことができるでしょう。心身ともに健やかに生きるには、このような病気に対する基本的な理解が不可欠でしょう。

とはいえ難病中の難病は、誰が考えてもがん、わけても進行がんや末期がんでしょう。しかし、実はこれらの病気でさえも治る機会は充分に残されています。体の免疫系が最大限に働くように体を労《ねぎら》ってあげればいいわけです。

病気を治すための働きは多くはリンパ球にありますが、最後の砦はマクロファージです。マクロファージは白血球の基本ともいうべき細胞ですが、この働きが充分あれば私たちは瀕死の状態から脱却することもできるわけです。

そのためには、生き方を変えてマクロファージに最大限に働いてもらい「究極の免疫力」を引き出すことが肝要です。実際、第一章に述べた人たちのように、その力によって死の淵からも生還している人たちも少なくないのです。もちろん、現在は健康に暮らしている私たちも、この方々の生き方から多くの学びがあることはまちがいありません。

二〇〇六年八月

新潟大学大学院医歯学総合研究科
免疫学・医動物学分野教授　**安保《あぼ》　徹《とおる》**

◉目次

まえがき　3

第一章　自分を変えれば病気を克服できる

自力でがんを克服した人たち　14
手術を勧められて病院から脱走　15
なってしまったものは仕方がない　19
「入院する必要はありません」　21
人生の整理でストレスがなくなった　24
がん患者だからこそ人生を楽しもう　26
七センチもあったがんが消えた　28
手術困難なほどの病状からの生還　30
不安がつきまとう抗がん剤治療　33
人に注意をすることができた　36
がんは不治の病ではない　38

第二章　なぜ、人は病気になるのか

ストレスは万病の元　42
自律神経の乱れが病気を引き起こす　44
交感神経優位のときは戦闘モード　47
副交感神経優位のときはリラックスモード　49
活性酸素が遺伝子を傷つける　51
細胞が暴走をはじめるとき　55
仕事人間ほど病気になりやすい　58
ネガティブな感情はストレスになる　60
亭主関白が招いた悲劇　61
医療が病状を悪化させている　63
鎮痛剤の常用が交感神経を狂わせる　64
がんの原因は自分自身にあった　67

第三章　免疫再生システム

解明途上の免疫再生システム　70
アメーバ型の白血球・マクロファージ　72
異物を取り込んで排除する顆粒球　76
二タイプに分かれる免疫機能　78
記憶機能を持つリンパ球　82
体液性免疫と細胞性免疫　85

謎のT細胞を発見　87
毎日がん細胞が発生している　91
免疫力が再生できない原因　94

第四章　究極の免疫細胞・マクロファージ

誰もが持つ最後の免疫力　100
栄養源は一日一杯の青汁だけ　101
クローン羊・ドリーのオリジナルは絶食状態に置かれていた　103
マクロファージからすべてが始まった　106
進化の中でつくられた免疫システム　108
「古い免疫」と「新しい免疫」　113
仙人はなぜ健康長寿を保てたのか　115
免疫物質ががん細胞を破壊する　119
やせ細った体は「戦略」だった　120
マクロファージと病状は相関する　122
老婦人が暴走運転をはじめた　126
マクロファージの活性化で病気の予防ができる　128

第五章　究極の免疫力を再生させる

免疫力再生を活性化させるには　132
がんの恐怖で病状が悪化する　134
患者の心身に打撃を与える現代のがん医療　137
がんがあってもかまわない　139
生き生きとした生活を送ることでがんが自然消滅した　142
腹をくくることで回復軌道に乗った　144
ようやく始まった心と体の関係についての研究　147
「いい人」ほどがんになりやすい　149
「究極の免疫力」を活用するには　151
心を解き放ち、新たな生き方を獲得する　154

第六章　日常生活で免疫力を高める方法

生体の危機を救うマクロファージ　158
免疫機能の司令塔　159
生命維持に直結する原初細胞　162
東洋医学の科学的アプローチ　165
マクロファージ活性化のポイント　167
ポイント1　生活を見直してストレス

をコントロールする　169
ポイント2　気分転換やマイペースで楽しめる運動を習慣づける　172
ポイント3　笑うことで免疫力を高め、マクロファージを活性化させる　173
ポイント4　病気を恐れない　174
ポイント5　体を冷やさない　176
ポイント6　体に優しい食生活に切り替える　178
ポイント7　薬の服用を避ける　181
自然に生きることが治癒力の強化につながる　184

あとがき　187

第一章　自分を変えれば病気を克服できる

自力でがんを克服した人たち

やはり、がんは自分で治せる——。

以前からずっと考えていたことが、より強い確信に変わったのは、今から三年ほど前のことでした。そのとき私は、名古屋市に本拠を置くＮＰＯ法人「いずみの会」というがん患者の会の会長を務めている中山武さんから、中山さん自身が、がんを克服した経緯について、話を聞かせてもらっていました。

「私は病院からさじを投げられたがん患者です。しかし医療ではなく、自分の力でがんを克服しています」

そのとき、中山さんは私にはっきりとこういい切りました。

私はずっと以前から、自らが考案した自律神経免疫理論にのっとって、がんという病気は自分で治すことができると考え続けてきました。そのことは後で詳しく述べますが、方法しだいでは、自分で自らの免疫力を高めることができる。そして、がんを抑えることもできると私は考えているのです。中山さんの話を聞いて、私はそうした自らの考えの正しさを実感することができました。そうして中山さんを通して、同じように自力でがんを克服している何人ものがん患者を紹介してもらい、じっくりと話を聞くことにしたのです。

彼らの話を聞きながら、私の脳裏にはある素朴な疑問が浮かび上がっていました。それは、こうして見事にがんからの生還を果たした人たちの体の内側では、いったい何が起こっているのだろうかということです。

これは一人の免疫学研究者としての当然の疑問でしょう。

彼らは、現代医学では奇跡といわれる重篤《じゅうとく》ながんからの生還を果たしています。とすれば、彼らの体内では、やはり現代医学では理解できない何らかの体のしくみが働いているに違いありません。それがいったい何なのか。私は一人の研究者として、そのことに強い関心を持たざるを得ませんでした。そして長期間、考察と研究を続けた結果、ある結論に達することができたのです。しかし、そのことについて私の考えを述べる前にまずは、がんは自分で治せることを身をもって証明している患者さんたちの話に耳を傾けることにしましょう。

手術を勧められて病院から脱走

「いずみの会」の会長を務めている中山さんに、最初に胃がんが見つかったのは二五年前、中山さんが四九歳のときでした。毎年、受診していた自治体の定期健診で胃に異常があることが発見され、ある大学系の病院で精密検査を受けたところ、担当医からは胃かいようという診断が下されました。その医師は外科手術でかいようを摘出《てきしゅつ》したいと中山さんに申し出たのですが、その言葉に中山さんは強い反発を感じます。

「どうして胃かいようごときで手術をしなければならないのか。医師の申し出はとても納得できるものではありませんでした。そんなことをしていたら胃がいくつあっても足りないではないかと思ったのです」

不審を感じた中山さんは、手術を拒《こば》み続けました。すると、担当医は妻と弟たちを呼びつけ、がんであることを告知しました。中山さんはその家族から早期胃がんだと知らされたのです。当時は現在のようにがん告知が進んでおらず、早期がんでも医師は病名を隠すことが少なくなかったのです。

そんなこともあってか、中山さんは手術そのものにも不安を感じます。そして、あろうことか、手術予定日の数日前、医師や看護師さんの目を盗み、何と病院からの脱走を果たすのです。

その後、中山さんは、かねて講演を聞いたことのある医師を訪ね、その医師の指導に従って、ビタミンB_{17}という一種の健康食品による治療をはじめます。この効果があったのか、それからしばらくは中山さんにはいわば小康状態が続きました。がんが治ったと判断した中山さんは、家業の家電販売業に精を出し、他県での大型郊外店舗の出店も果たします。

しかし、安定した状態は長くは続きませんでした。はじめてがんが見つかってから三年後、やはり定期健診で中山さんの胃に異常が発見されました。前回と同じ病院にいくわけにはいきませんので、別の病院を探して精密検査を受けると、今度は一円玉大の腫瘍が見つかりました。がんの再発を知った中山さんは東京のある病院に入院、それまでのビタミンB_{17}による治療に並行して、食事療法を専門に行う食養内科でがん治療に取り組みます。そしてその病院の医師にやはり手術を勧められるのです。

もっとも、ビタミンB_{17}による治療を行っていた医師は、「このまま治療を続ければがんは必ずよくなっていく」と、手術に賛同してくれません。治療を受けている二人の医師がまったく異なる言葉を口にするのですから、中山さんが悩まないはずがありません。しかし、自分なりにがんについて勉強し、「がんは初発よりも再発のほうがずっと怖い」ことを理解していた中山さんは、結局、入院していた病院の医師の勧めに従って手術を受けようと決心します。それが結果的に幸運をもたらしました。

精密検査から三ヵ月後、東京のある外科病院で中山さんの腫瘍摘出のための手術が行われました。手術後、中山さんは執刀医から、開腹したとたんに強いショックを受けたと聞かされます。検査時には一円玉大だった腫瘍が、手術当日には直径四センチ近くにまで増殖していたのです。そのことでもわかるように、中山さんを襲ったがんは増殖の速さから、もっとも怖いといわれるスキルス性のがんだったと思われます。以前にアナウンサーの逸見《いつみ》政孝《まさたか》さんがこのがんで命を落としていることから、病名をご存知の人も少なくないでしょう。

中山さんの手術は幸い成功裡《り》に終わります。しかし、だからといって中山さんが病魔から解放されたわけではありませんでした。当然のことですが、一度がんが見つかると、いつ再発するかまったく予断は許されません。ましてや中山さんの場合は進行の速いスキルス性がんだった可能性が濃厚でした。目に見えないところにがんの芽が広がっていると考えるのが自然です。じっさい中山さんの奥さんは、病院の担当医から「手術はいわば一時しのぎにすぎない」と告げられていました。

その担当医はスキルス性がんの増殖の速さを考えると、すでに全身にがん細胞が広がっていると考えるべきだと話したそうです。別の部位での再発は時間の問題で、そうなれば今度は命をつなぐことはできないだろう、治る可能性は一万人に一人、三万人に一人といった程度、六ヵ月以内に必ず転移再発しますから、今のうちに好きなことをさせてあげてください、と申し渡されたと奥さんは話します。

なってしまったものは仕方がない

しかし「死の宣告」にも等しい医師の言葉に、奥さんも、そして奥さんから話を聞かされた中山さんも動じることはありませんでした。「なってしまったものは仕方がない」と、中山さんは開き直り、自分にできることをひとつひとつ積み重ねていこうと決意します。それは具体的には、入院していた病院で学んだ食事療法を徹底し、気持ちを常に前向きに保ちながら生きていくということです。

それが中山さんの新たな人生につながりました。

手術前から、中山さんは三度の食事を玄米菜食に切り替え、肉類を一切、口にしないようになりました。そして、ものごとに対して執着せず、明るく前向きにものの見方のベクトルを切り替え、自らに素直に生きるようになりました。そうした自らの生き方について中山さんは「おまけのような人生だから好き勝手させてもらっています」と話します。そうして余命半年といわれていた最悪の状態を脱し、現在に至るまで健《すこ》やかな日々を送り続けているのです。その過程では「いずみの会」という、現在では日本でも最大規模のがん患者の会も発足させています。

そうした中山さんの生き方を聞いて、私がとくに強い感銘を受けたのが、その潔《いさぎよ》い心のありようでした。当たり前のことですが心と体は密接につながりあっています。心の働きが高まると体も健やかになり、免疫をはじめとする体の働きも高まります。もちろん食事療法の効果もあるのでしょうが、それ以上に潔く病気を受け入れながらも、前向きに人生に取り組んでいく、中山さんのそんな心の持ちようが、結果的に体の働きをも高めて、病魔が克服されたように私には感じられたのです。

そうした中山さんの生き方について、ささやかなエピソードがあります。

がんの再発が発見されるまで、中山さんは一日にタバコを二箱も空けるヘビースモーカーでした。しかし手術を決断したとき、自分を変えようと決心した中山さんは、その手はじめに禁煙を断行します。そこで散歩中に買ったのが硬貨専用の貯金箱。そこに「タバコを二箱吸ったつもりで」中山さんは毎日五〇〇円ずつ貯金を続けるのです。五〇〇円といっても毎日、貯金を続けるのですから一年たてば一八万円以上の金額に達します。決してばかにはできません。若い頃からモータースポーツが好きだった中山さんは、この貯金で健康を取り戻したら、「七五〇ccのバイクを買おうか、それとも若い頃から乗りたかったスポーツカーを買おうか」と夢を羽ばたかせるのです。そうしてがんが再発した一〇年後、スポーツタイプの乗用車を購入。その五年後には同じ貯金で、今度は四人乗りのオープン型スポーツカーを新たに購入しているのです。

タバコ好きの人にとっては、禁煙はそれこそストレスが蓄積する難行苦行といってもいいでしょう。中山さんはそれを貯金に置き換えることで、前向きな楽しみを自らにもたらしているのです。もちろん同じことは生活のすべてにあてはまるに違いありません。私にはそうした心のありようこそが、結果的に中山さんのがん克服につながっていると思えてならないのです。

「入院する必要はありません」

この中山さん以上に、がんを克服するうえで、心の働きの持つ重要性を実感させてくれたのが、同じ「いずみの会」に参加している伊藤勇さんのケースです。

がんを患《わずら》った後、伊藤さんも中山さんと同じように、食事療法を実践しそれまでの生き方を一変させました。その結果、長くて半年といわれた命を一〇年以上も永らえているばかりか、生活そのものが以前よりずっと充実したものになっているのです。じっさい私が話を聞

いたときも伊藤さんは、

「がんになったことで世界が広がり、日々の暮らしを楽しむことを知りました。その意味では私はがんという病気に感謝しています。『がんちゃん、ありがとう』、心からそう思っています」

と、話してくれたほどでした。

名古屋市内でアパレル会社を経営する伊藤さんに重度の前立腺がんが発見されたのは一九九六年一〇月。伊藤さんが六五歳のときでした。その少し前から尿の出が悪くなり、前立腺肥大では、と思って近所の病院で検査を受けたところ、がんセンターで精密検査を受けるように、との指示を受けました。そこで愛知県がんセンターを訪ねたところ、思ってもみなかったがんの診断が下されたのです。そのときは、すでに前立腺にできたがんが肝臓、腰、さらに全身の骨にも転移している状態でした。

検査の二週間後、結果を訊《たず》ねるためがんセンターを訪れた伊藤さんは担当医から、「入院する必要はありません」といわれます。入院の必要がないのだからがんではなかったのか、と安堵に胸を撫でおろしたのもつかの間、同じ医師から、

「入院の必要がないといったのは、すでに手術も抗がん剤も放射線も意味がないからです。

ステージA		前立腺付近の手術の結果、偶発的に発見されたがん
ステージB	1	前立腺片葉内にある状態
	2	前立腺両葉まで広がった状態
ステージC		前立腺皮膜を越え、浸潤が見られる状態
ステージD	1	前立腺周辺のリンパ節等に転移している状態
	2	骨や肺などに遠隔転移している状態

前立腺がんの病期

自宅で療養する以外にありません」

と、告げられ、あまりのショックに頭の中がまっ白になったそうです。その医師がいうには、伊藤さんのがんは四段階に分類される前立腺がんのステージDの2まで進行しており、肝臓に転移したがんは直径七センチにまで増殖していました。残された歳月は短ければ三ヵ月。前立腺がんを治療するためのホルモン療法を行えば、三ヵ月の余命が半年くらいにまでは引き延ばせるかもしれないとのことでした。予想もしなかった成り行きに、伊藤さんは病院から会社に帰ることもできず、茫然自失の状態で、何時間も公園のベンチに座り込んでいたそうです。

「ベンチでへたりこんでいると、自分でも知らないうちに涙がこみ上げてくる。人に見られると恥ずかしいので、新聞紙で顔を隠していました」

と、伊藤さんは話します。

もしかすると何かの間違いかもしれないと数日後、伊藤さんはセカンドオピニオンとして、名古屋大学付属病院を受診します。しかし、当然ながら、そこでも診断は変わらず、伊藤さんは同じように余命三ヵ月と告げられます。

そのときの伊藤さんの心持ちを察すると言葉がありません。普通ならこの段階で絶望し、生きる気力をなくしてしまっていることでしょう。しかし伊藤さんの場合は違っていました。ここから伊藤さんは自らを奮《ふる》い立たせるのです。

人生の整理でストレスがなくなった

「残された人生が三ヵ月ならそれも仕方ない。それも自分の人生なのだから、素直に受け止めようと考えました。すると自分の中でものの見方が変わってきました。三ヵ月しかないんじゃなくて三ヵ月もあると考えることができるようになったんです」

飛ぶ鳥、跡を濁《にご》さず——それから伊藤さんは残された時間を活用して、自らの人生の整理にかかります。約一〇〇人の従業員が路頭に迷うことがないよう、会社の債務を清算したうえで信頼できる人物を見つけ、会社を売却します。さらに伊藤さんは三年前に奥さんを亡くし、家族といえば二人の娘がいるだけでしたが、伊藤さんが他界した後、彼女たちが困らないよう葬儀の手配まで済ませ、「大行院釈勇士」という法名まで決めていました。

そうして三ヵ月――。すっかり後片付けを終えると、伊藤さんの気持ちは、驚くほど軽くなっていたそうです。

「肩の荷を全部下ろしてしまったからでしょう。ストレスがまったくなくなりました。もう、これでいつ死んでもいい、と開き直ることができたのです」

するとと不思議なことに、それまでは朝、昼となく伊藤さんを苦しめていた骨の疼痛《とうつう》がしだいに和《やわ》らいできました。痛み止めに使っていたモルヒネの量も徐々に減りはじめ、検査をすると原発がんである前立腺がんが縮小していることがわかりました。げっそりとやつれた体の状態は変わらないものの、伊藤さんの中には少しずつ希望のようなものが見えはじめたそうです。そうして三ヵ月といわれていた余命が、半年、一年と延ばされ続けていくのです。

中山さんが主宰する「いずみの会」を伊藤さんが知ったのは、がんが見つかってからちょうど一年あまりがたった頃でした。新聞紙上で年に一度の定例会が行われることを知った伊藤さんは、フラリと会場に立ち寄ります。当時はまだ「いずみの会」の会員は一〇〇名程度。定例会に参加していたのは七〇～八〇名程度だったそうです。しかし、そこで伊藤さんは彼らの闊達《かったつ》さに驚かされます。

「皆がとても病人とは思えない明るい表情で冗談をいい合っている。がん患者なのになんでこんなに元気なんだと、不思議な気持ちになりました」

主宰者である中山さんの「がんは自分で治す病気だ」という言葉に感銘を受けたこともあり、伊藤さんはその場で会員登録をし、それからは中山さんをはじめ他のメンバーとともに活動に取り組みます。

がん患者だからこそ人生を楽しもう

その伊藤さんにとって、もっとも大きな転機となったのが、それから数ヵ月後に挙行された「いずみの会」主催のハワイ旅行でした。

「がん患者だって、いや、がん患者だからこそ、生活を楽しもうじゃないか。皆で暖かいところで一緒に遊ぼうじゃないか」という中山さんの呼びかけで企画されたそのハワイ旅行に、伊藤さんも参加することにしたのです。もっとも当時の伊藤さんは、医師が宣告していた半年の余命期間を生き延びていたものの、いつ容態が悪化してもおかしくない状態。当然ながら主治医はなかなかOKを出してくれませんでした。そこで伊藤さんは中山さんとともに「医師も参加するから大丈夫」と、主治医をいいくるめてこの旅行に参加したのです。そして、このハワイ旅行が伊藤さんの心身をともに癒してくれました。

「暖かくて陽光が降り注ぐハワイは、そこにいるだけで気持ちがいい。自分が病気であることも忘れて泳いだり、海に潜ったりと目一杯楽しみました。どうせ付け足しのような人生なのだから、楽しむだけ楽しんでやろう。それでだめになってももともとではないかという開き直りがありました。しかし、不思議なことにそうして楽しんでいると、痛みがピタリと止まってしまったのです。持参した痛み止めも一度も使わずにすみました」

それからの伊藤さんはすっかり元気を取り戻し、日々の生活を楽しみはじめます。それまでも商用で海外に出かけたことはありましたが、遊びでの海外旅行は中山さんたちとのハワイ旅行がはじめてでした。その楽しさが病みつきになったのか、それから伊藤さんは何度となく海外へ出かけています。スイス、ドイツ、オーストラリア、韓国……。カナダ旅行は誰の同行もなく一人で楽しみました。

また海外旅行とともに、自分と同じがん患者へのサポート活動も新たな生きがいになったと伊藤さんは話します。会の催しで自らの体験を話しているうちに、心身両面での痛みを抱えた患者さんが相談を持ちかけるようになりました。そうした患者さんのサポートに取り組みながら、意気消沈していた患者さんが笑顔を取り戻してくれることで、自分自身も生きる意味を実感するようになったと話しています。そうした伊藤さんの活動は、広く知られるようになり、現在では、患者の会などからの講演依頼もひきもきらないといいます。

七センチもあったがんが消えた

ところで、こうして積極的に生を楽しみはじめてから、伊藤さんの症状も劇的な変化を遂げました。

がんが見つかってから六年後、二〇〇三年の精密検査で、何と前立腺がんがきれいに消失し、また直径七センチもあった肝臓がんも痕跡しか残されていないことが判明したのです。血液検査で腫瘍マーカーを調べても、まったく異常は現れませんでした。こうして伊藤さんは余命三ヵ月と宣告された末期がんから見事に生還を果たしているのです。

今、伊藤さんは自らの体験を振り返ってこう語ります。

「私の場合はがんに抗《あらが》うことなく、病気であることをそのまま受け入れた。結果的には、それがよかったのではないかと思っています。がんを受け入れ、身辺整理を行ったことで気持ちが吹っ切れ、ストレスから完全に解放された。そこに中山さんをはじめとする仲間ができて、人生を目一杯楽しんでやろうと考えることができました。翻《ひるがえ》ってみると、がんになったときの私は妻の死からまだ完全に立ち直っておらず、仕事の面でも景気の低迷による業績の伸び悩みに焦っており、ストレス漬けのような毎日を送っていました。結局はそうした精神面でのストレスが発がんにつながっていったのでしょう。そのストレスから解放されることで病気もよくなったように思えてなりません」

この伊藤さんの言葉に私は無条件で同意します。

私はずっと以前から、「がんは心の病気」だと訴え続けています。それもストレスこそががんの最大の原因で、ストレスによって症状が悪化していくと考えているからです。このことは後で詳しく述べますが、人間は誰でも強いストレスにさらされ続けると、無意識のうちに体をコントロールしている自律神経の働きが乱れ、その結果、免疫をはじめとする体の働きも落ち込みます。そうした状態が長期間続くことによって、人は健康を害し、病気を患っていくと私は考えているのです。もちろんがんもその例外ではありえません。というより、がんこそはストレスによって起こる病気の典型といってもいいでしょう。

ともあれ、心の状態がよくなれば、自然と体の状態も改善されていく――伊藤さんのケースはそのことを、身をもって教えてくれている一例といっていいでしょう。

手術困難なほどの病状からの生還

がんを克服した患者さんの実例をもう少し続けることにしましょう。

名古屋市の近郊に暮らしている加藤奈美子さんは一九九八年一一月、町が行った健康診断で、大腸がんが発見されています。それまでにも歩いていると息切れが起こったり、わけもなくみぞおちのあたりに痛みを感じるなど、体の不調を感じることはありましたが、まさか、がんを患っているとは思ってもいなかったそうです。

医師の勧めに従って同じ年の一二月に手術。その時点では、年内には自宅に帰れるものと加藤さんは思っていました。しかし、年が明けても担当医から退院の指示は出されません。それどころか「今度は肝臓の治療をはじめます」と告げられます。そのときには、加藤さんには事実は伝えられませんでしたが、実は加藤さんのがんは、大腸から肝臓へも転移していたのです。もっとも、「肝臓」と伝えられて、加藤さんにはピンとくるものがありました。

「実は妹が、その二年前に肝臓がんにかかって命を落としているのです。そのこともあって、がんは転移すれば後がないとわかっていました。肝臓といわれたときには、今度はいよいよ私の番かと、恐怖にかられたものです」

と、加藤さんは話します。

後で知らされたところでは、肝臓に転移したがんは最大のもので直径七センチ。それ以外にも微小ながんが肝臓全体に散らばっており、手術はすでに困難な状態でした。そこで翌年の一月から動注化学療法による抗がん剤治療が開始されました。二週間に一度、外来による抗がん剤治療が三ヵ月間続きます。その後、三ヵ月休んで再び治療。手首の骨折や腸閉塞が起こったこともあり、検査結果の関係上、続行されませんでした。

「治療を受けているときは食欲がなくなるし、すぐに疲れが出てきます。私は自分で薬の名前を調べて、自分が受けている治療が抗がん剤であることがわかっていました。主人は病院で夏までもつかどうかといわれていたこともあって、その頃は心身ともに落ち込みが続いていましたね」

と、加藤さんは当時を語ります。

その加藤さんは入院中、一年前に大腸がんを患った友人から「いずみの会」の会報をもらい、がんを克服し、生き抜いている患者会を知り、退院後入会されました。四月の定例会に参加し、そこで加藤さんは思いがけない光景を目のあたりにします。

「参加している人たちの表情の明るさがとても印象的だった。がんになってもこんなに明るく振る舞えるんだと驚きました」

　主宰者の中山さんの話も印象深かったと加藤さんは話します。

「病気は自分でつくっていると話しておられましたね。ストレスを抱え込み、くよくよものごとを考えて、素直になることができない。そんな心の持ちようが病気につながっていくといわれていました。振り返ってみると、その言葉はそっくり自分にあてはまる。それまでの私は引っ込み思案で、ものをはっきりいうことができないたちでした。それにずっとある団体で経理の仕事をやってきて、ストレスもたまりっぱなしでした。中山さんの話を聞いて、まず自分自身の生活や食事を変えないと病気はよくならないと確信しました」

　それからの加藤さんはそれまでとは一変して、積極的な生活を心がけるようになりました。その年の夏には家族全員でハワイ旅行を楽しみ、二人の娘さんともスイスやドイツなど海外旅行に出かけるようにもなりました。「いずみの会」では役員も務められ、多くの会員の前で話す機会も増えました。

　また、ストレスを退け、気持ちを安定させるためにヨガも続けています。さらに身体面ではそれまで貧血気味だったことから、体の冷えを抑えるために靴下を二枚、三枚と重ねて履くような工夫も行っているそうです。私が考案した免疫理論でも、この冷え性対策は免疫を強化するうえできわめて有効に作用するものです。

ともあれ、こうした心身両面での方策がうまく功を奏しているのでしょう。それから加藤さんは現在に至るまで、再発の気配はまったくなく、健やかそのものの日々を送っています。加藤さん自身は、

「私はまだまだ消極的。もっと自分を変えることができればいいのですが……」

と、話します。

しかし、加藤さんがうまく自らの生き方を変えていることは、その健康な暮らしぶりによって証明されているといえるのではないでしょうか。

不安がつきまとう抗がん剤治療

もう一人、愛知県在住の女性がん患者、窪田みどりさん（仮名・五八歳）のケースも見ておきましょう。

窪田さんに卵巣がんが見つかったのは九六年、そのとき、窪田さんはまだ四九歳の若さでした。その二ヵ月ほど前から、それまでになかった下半身全体が重苦しくなる生理痛を思わせる腰痛が現れはじめ、窪田さんは形成外科や接骨医院を訪ねます。しかし牽引や温熱療法

などの治療を行ってもまったく効果はありませんでした。

そんな中、ある形成外科医に、一度婦人科で調べてもらってはどうかといわれ、ある総合病院で精密検査を受けたところ、血液検査で、卵巣がんのマーカーであるCA125に異常が発見されたのです。このマーカーは同じ婦人科の病気である子宮内膜症を患っている場合にも異常が現れます。しかし、その後紹介された総合病院でのCT（Computerized Tomography：コンピュータ断層撮影。X線で物体をスキャンしてコンピュータ処理し、内部構造を輪切りにしたような画像を構成する医療機器）などの検査で窪田さんはがんを患っていることが確認されました。

がんが見つかった一ヵ月後に腫瘍摘出手術が行われました。一般に卵巣がんは、じっさいに開腹しないことには、正確な症状が把握できないといわれます。窪田さんの場合もその例外ではなく、開腹してはじめて症状がステージⅢの段階に達していることが確認されました。やっかいだったのは卵巣にできた腫瘍が子宮や膀胱との隣接部分に癒着をはじめていたこと。そのために腫瘍摘出手術は八時間三〇分もかかったそうです。

ともあれ手術は無事に終わり、それから一月を一クールとする再発予防のための抗がん剤治療が開始されました。その治療を続けながら、窪田さんは絶え間のない不安に苛《さいな》まれ続け

Ⅰ期	片方または両方の卵巣だけに見られる状態
Ⅱ期	卵巣の周囲、骨盤内の他の臓器（卵管・子宮・直腸・膀胱などの腹膜）に転移している状態
Ⅲ期	リンパ節あるいは上腹部の他の場所の表面にも拡がっている状態
Ⅳ期	所属リンパ節も侵し、肺や肝臓のような遠隔部位に転移している状態

卵巣がんの病期

ます。

「卵巣がんは発見されたときにはすでに手遅れになっていることが少なくないといわれます。じっさい、私が入院しているときにも同じがんで命を落とした人が何人かいたようです。私の場合は一応、手術で命は取りとめましたが、いつ再発するかわからない。それに抗がん剤治療に対する不安もありました。治療を受けると、体がグタッとへたりこんでしまうし、吐き気と極度の倦怠感に襲われました。そんなときは必ずといっていいほど、血液一マイクロリットル中の白血球の数が二〇〇〇個を切っているんです。体を守ってくれる白血球がそんなに減少して大丈夫なのか。再発の前に体が参ってしまうんじゃないかと、ずっと不安がつきまとっていました」

健康な人の白血球の個数は少なくとも五〇〇〇個以上。そのことを考えると、窪田さんの不安も決して的外れなものとはいえないでしょう。じっさい、がんの治療中に命を落とされる人の中には、抗がん剤の影響で、免疫をはじめとする体の働きが著しく低下していることが大きな要因となっているケースが少なくありません。そこで免疫を高めようと窪田さんはキノコ食品を利用していたそうですが、芳しい効果は得られなかったそうです。

人に注意をすることができた

そんな窪田さんに転機が訪れるのは、抗がん剤治療をはじめて六ヵ月目のことでした。前にあげた加藤さんと同じように、やはり新聞記事で「いずみの会」の定例会が開催されることを知り、当日会場に駆けつけます。そして、その会場で窪田さんはショッキングな光景を目のあたりにします。

「一〇〇名近い参加者のほとんどががん患者ですが、みんなとても元気そうで表情の明るさが印象的でした。その参加者に主宰者の中山さんが、抗がん剤を使っている人は手を挙げて、と問いかけたのです。大半の人が同じだろうと私はハイッと元気よく手を挙げました。ところが会場を見渡すと、手を挙げているのはわずか五～六人。これには驚きました。参加しているがん患者のほとんどが抗がん剤を使っていなかったのです」

この光景を目にしてから窪田さんは、さらに深く思い悩みます。このまま抗がん剤を使い続けるべきだろうか、それともいっそ、やめてしまったほうがいいのだろうか。そうして悩みに悩んだ結果、治療が七クール目に入ったとき、窪田さんは今回限りで、抗がん剤治療を終わりにしようと決断するのです。そうして治療が終了すると、すぐに、「いずみの会」に入会しました。

それからの窪田さんは玄米菜食を中心とする食事療法や気功、ウォーキングで体質改善を図りながら、自己変換に取り組みました。それまでの窪田さんは、思っていることをなかなか口にできない性格で、ストレスがたまる一方でした。窪田さんは、そうした心の持ちようが体にも強い影響を与えていると考え、より積極的に生き方を変えていくのです。

「たとえば、そうですね、職場で決められた場所以外でタバコを吸っている上司に、やめてくださいときちんといえるようになりました。それに好きな会の集まりでも自分の意見を話せるようにもなりました。それまでは人前で話をしたり、人に注意するなんてとてもとても……。でも、やってみるとどうってことないんです。少し勇気を出せば解決できることで、ストレスをためていましたね」

と、窪田さんは語ります。

もちろん抗がん剤をやめた後も、窪田さんは健康そのもの。というより、抗がん剤をやめたことが窪田さんには、好影響をもたらしているといっていいでしょう。そして、さらに食事療法などに加えて、生き方そのものに新たな方向性を見出したことが、がん克服につながっているに違いありません。

がんは不治の病ではない

がんというと誰もが不治の病と考えがちです。じっさい、がんになった人たちの多くが命を落としていますし、なかにはがんになったとたんに生命力を失い、あっけないほど短期間で命を落としてしまう人も少なくありません。しかし、そうした人たちとは対照的に、病院からさじを投げられながらも、こうして自力でがんを克服している人たちもいるのです。この彼我《ひが》の違いを私たちはどう考えればいいのでしょうか。

私は、がんという病気は体の病気であると同時に、すぐれて心の病気でもあると考えています。これまで私はともに免疫治療に関する研究を続けてきた多くの医師から、何人ものがん患者を紹介され話を聞いています。そうした私の経験からいえば、がん患者はほとんど例外なく、仕事や人間関係などで強いストレスを長期間にわたって抱え続けています。患者さんの心身はストレスによって痛烈なダメージを受け続けています。そしてそのダメージが限界に達したときに、がんという病気が現れているのではないでしょうか。わかりやすくいえば、ストレスという心の重荷が体にも深刻な影響を及ぼし、体がその影響に耐え切れなくなったときにがんが発生しているのです。私はがんという病気をこのように捉えています。

患者さんにとっては酷なことに、がんが見つかった後もストレスが軽減化されることはありません。

がんになったことだけでも痛烈なストレスを受けているのに、そこに何種類もの検査が行われ、そのたびに強いプレッシャーに苛まれ、さらに医師からは「ここまで放っておいたのでは、もう手のつけようがない」などと、強い言葉で脅かされるのです。

そうでなくても、患者さんの心はそれまでのストレス漬けのような毎日で弱り果てているのです。そこにそうしたストレスが加わるのですからたまったものではありません。そして、そんなところに心身両面の働きを低下させる抗がん剤や放射線の治療が行われるのですから、患者さんのコンディションは落ち込んでいくばかりです。多くのがん患者が、がんが見つかったとたんに生命力を失っていくのは、そうした現在のがん医療のあり方も作用しているように、私には思えてなりません。

では、がんを見事に克服している人たちの場合はどうでしょうか。ここでとりあげた人たちは、いずれも病院などでの医療から脱却し、自分を変えることでがんを抑えています。言葉を換えれば、自分自身の生き方を変えて、心の平穏を維持することで、がんという体の異常を抑え、健やかで充実した日々を実現しているのです。つまり心から体に働きかけることで、がんを抑えているわけです。

とすれば、そうした人たちの体の内側では、いったい何が起こっているのでしょうか。がんを抑える体の働きというと、やはり免疫を考えざるを得ないでしょう。では、その免疫機構にどんな変化が起こっているのでしょうか。

この問題にはこれからのがん医療、がん予防を考えるうえで、きわめて重要な意味が含まれています。私はこの重要な問題に対して、あるひとつの回答を用意しています。その回答を、より正しくご理解いただくためにも、まずは私たちの体を守っている免疫というしくみから見ていくことにしましょう。

第二章　なぜ、人は病気になるのか

ストレスは万病の元

前章でお話ししたように、私はがんという病気は体の病気であると同時に、心の病気でもあると考えています。

心と体は深く、密接につながりあっています。心を病むと、免疫をはじめとするさまざまな体の働きも低下します。その結果、日頃から「すきあらば」と、勢力拡大の機会をうかがっているがん細胞の増殖を抑え切れなくなるのです。

じっさい、私はこれまでに数え切れないほどのがん患者さんと接していますが、彼らは一人の例外もなく、仕事、家庭、人間関係などの側面で強い精神的なストレスを長期間にわたって抱え続け、がんを患《わずら》った後、今度はがんという病気によるストレスに苛《さいな》まれていました。そうしたストレスが心身に痛烈なダメージをもたらし、発がんや症状の悪化をもたらしているのです。そうして考えてみると、さまざまながんの要因の中でもストレスこそは主犯ともいうべき存在といってもいいでしょう。

もちろんストレスが原因して患う病気は他にも多々あります。風邪や頭痛や肩こりもそうだし、胃かいようなどさまざまな内臓病もストレスが原因して起こります。もっとはっきりいえば、私は先天的な一部の病気を除けば、あらゆる病気はストレスによって起こると考えています。もちろん、がんとてその例外ではありません。というよりも、がんという病気はストレスによって、人が病を患うことを何よりも雄弁に物語っているといっていいでしょう。

人により個人差はありますが、ストレスが軽微な間は、一般に体に起こる異変も頭痛や肩こりといった病気ともいえないような症状にとどまっているものです。しかしストレスがより強度に、そしてより長期化するにつれて、体に起こる異変も、さまざまな深刻な病気に変わっていきます。そしてストレスがピークに達し、体がそれ以上のストレスに耐えられなくなったときに現れるのががんという病気ではないかと私は考えているのです。

がんという病気は生死にかかわるやっかいな病気であることはいうまでもありません。しかし、病気が起こる原因を考えると頭痛や肩こりと同じ根っこを持つ同系列の病気でもあるのです。その意味で中山さんがよくいう「がんなんて風邪と変わらない」という言葉は、がんという病気の本質を見事にいいあてているといっていいでしょう。

見方を換えれば、だからこそ、心の持ちようや生き方を変えることでがんを抑え、ストレスをコントロールすれば、心身両面での健《すこ》やかさを取り戻すこともできるのです。前章で紹介した中山さんをはじめとする四人のがん患者さんたちは、そのことを身をもって証明してくれているといえるでしょう。私がこの本を書いているのも、体の内側でどんな変化が起こっているかを解き明かし、そのことを基にして具体的にがんを克服する方策を呈示したいと考えたことによるものです。

しかし、ここでは、まずその前に人はなぜ、またどんな過程を経てがんをはじめとする病気になるのか、ということを考えてみたいと思います。

そのことを理解するには、何よりまず心と体の不思議な関係を知っておく必要があるでしょう。じっさいに心と体の間にはどのような関係が働いているのでしょうか。そこにはどんなしくみが介在しているのでしょうか。そこでもっとも重要な役割を担っているのが自律神経という神経系統の働きです。

自律神経の乱れが病気を引き起こす

たとえば突然、上司に呼び出されたりして緊張したときに、心臓の鼓動が速くなったり、握ったこぶしから冷や汗がにじみ出てきた経験は誰にでもあるでしょう。また名作と呼ばれる映画を見たり、小説を読んで感動したときには、知らないうちにまぶたに涙がにじんでいたりするものです。こうした体の働きは、心のありようが体の働きにつながっていることを端的に物語っています。このときに心と体をつなぎ、体にさまざまな変化を起こしているのが自律神経です。

私はずっと以前から、免疫の研究に関連して自律神経の働きに強い関心を持ち、その研究に取り組み続けてきました。一〇年ほど前からは、かつて新潟の県立病院で外科部長を務められ、現在は開業医として活躍している福田稔《ふくだみのる》医師とともに、自律神経とさまざまな病気との関係について研究を進めています。福田医師と知り合ったのは、当時、ある学術専門誌にともに論文を掲載していたことから、福田医師が一風変わった相談を携えて私を訪ねてきたことによります。

その相談というのは、「気圧が高い日ほど、重症虫垂炎の患者が増える、そこには不思議な因果関係がひそんでいるに違いありません。一緒に研究してみないか」ということでした。以前から自律神経に関心を持ち、研究を進めていた私にはピンとくるものがありました。そして、そこから私と福田医師の自律神経の働きについての共同研究がスタートしたのです。

私たちはそれからさまざまな病気について、さらに私たちの日々の心や体の変化について考察と研究を積み重ね、ある結論に到達しました。

その結論というのは、「気圧の高さはストレスとして人間の体に作用し、そのストレスが自律神経にいたずらをする結果、内臓の粘膜細胞が傷害を受けている」というものでした。この自律神経と体の働きとの具体的な関係については後でくわしく述べますが、この研究を端緒に私たちは、ストレスが自律神経の働きを変化させ、さらにその自律神経の働きの乱れがさまざまな病気をもたらすことを発見したのです。つまり私たち人間の心と体の間には、ストレス（心）―自律神経の乱れ―健康障害（体）という三段論法に基づいた相関関係が成り立っているわけです。以来、私たちは自分たちが発見したこの法則を「福田―安保理論」と呼んでいます。

その後の私たちの研究で、この理論は、ほとんどすべての病気にあてはまることが確認されました。もちろん逆もまた真なりです。私たちはストレスを克服して、自律神経の乱れを是正することが、同じようにすべての病気に対するもっとも本質的な治療法であることも突きとめました。つまり自律神経は、ただ単に血管や内臓などの体の働きを司《つかさど》っているだけでなく、私たちが健康を維持していくうえでもっとも重要なコントロールタワーとしての役割をも担っているというわけです。では、その自律神経とはじっさいにどのように私たちの健康に影響を及ぼしているのでしょうか。

交感神経優位のときは戦闘モード

私たちの体は全身にくまなく神経系統のネットワークが張り巡らされています。その神経系統は大きく随意神経系と自律神経系（不随意神経系）に分かれます。随意神経系というのは、たとえば筋肉の動きを支配している神経のように、私たちが意識的に働かせることができる神経系統を指しています。一方、自律神経系というのは、血管や内臓の働きのように私たちの意識とは関係なく、自律的に体の働きをコントロールしている神経系統を指しています。この自律神経こそが、免疫をはじめとする体のさまざまな働きを司り、健康を維持する役割を担っているのです。

そのことについて、もう少しくわしく見ておきましょう。

私たちの体は全身で六〇兆個もの細胞によって形成されています。当然ながら、それらの細胞の働きはそれぞれの器官によって違っています。しかし、異なる働きを続けながらも、無数の細胞の働きはあるひとつの方向に向けられています。それは全身の働きのバランスがとれた健康な状態を維持し続けるということです。こうした細胞の働きは専門的にはホメオスタシスと呼ばれています。そして、そうした細胞の働きをコントロールしているのが自律神経なのです。

自律神経には互いに拮抗する役割を持つ交感神経と副交感神経があり、それぞれがシーソーのように交互に優位な状態を譲り合いながら働いています。ごくおおざっぱにいうと、心身両面での緊張がともなう日中の活動時間には交感神経が、夜間の休息時には副交感神経が優位に働いていると考えればいいでしょう。さらにわかりやすくクルマにたとえれば、交感神経はアクセル、副交感神経はブレーキの役割を果たしているといってもいいかもしれません。精力的に行動するときには交感神経が、行動を中断して休息をとっているときには副交感神経が優位に働いているのです。

もちろん、現実には自律神経の働き方には、もっと細かな波があり、そのときどきの状態によってそれぞれの働き方は違っています。たとえば日中、職場にいるときでも、休憩時間になれば、副交感神経が優位に働きますし、逆に帰宅後でもテレビでハラハラドキドキするようなサスペンスを見ているときには、交感神経が優位に働いているものです。ストレスとの関係でいうと、ストレスを受けて心身が緊張状態にあるときには交感神経が、逆にストレスがなくリラックスしている状態のときには副交感神経が優位に働いていると考えればいいでしょう。

当然ながら自律神経の働き方によって、体の状態もまったく違ってきます。

交感神経が優位に働いているときには、体の状態はいわば戦闘モードに入ります。具体的には、交感神経の働きが強まると、脳からの指令により副腎でアドレナリンというホルモンが分泌されます。その結果、心臓の鼓動が速くなり、全身の筋肉に大量の血液が送られるとともに末梢の血管は収縮し、そのために血圧も上昇します。また筋肉に多くの血液が送られるために、内臓に送られる血液は減少し、その働きは停滞します。興奮したときなどに「額に青筋を立てる」と表現されるのも、血管が縮小して血圧が上昇することによるものです。

また後でくわしく述べますが、免疫との関係でいえば、白血球の中でウイルスなど微小な異物やがん細胞を攻撃する役割を担うリンパ球が減少し、細菌など比較的大きな異物を攻撃する役割を持つ顆粒《かりゅう》球と呼ばれる血球が増大します。

副交感神経優位のときはリラックスモード

一方、副交感神経が優位に働いているときには、体はリラックスモードに入ります。アセチルコリンという情報伝達物質が分泌され、心臓の働きが穏やかになり、血管も拡張しま

交感神経優位のときと副交感神経優位のときとで、リンパ球と顆粒球の比率が変わる

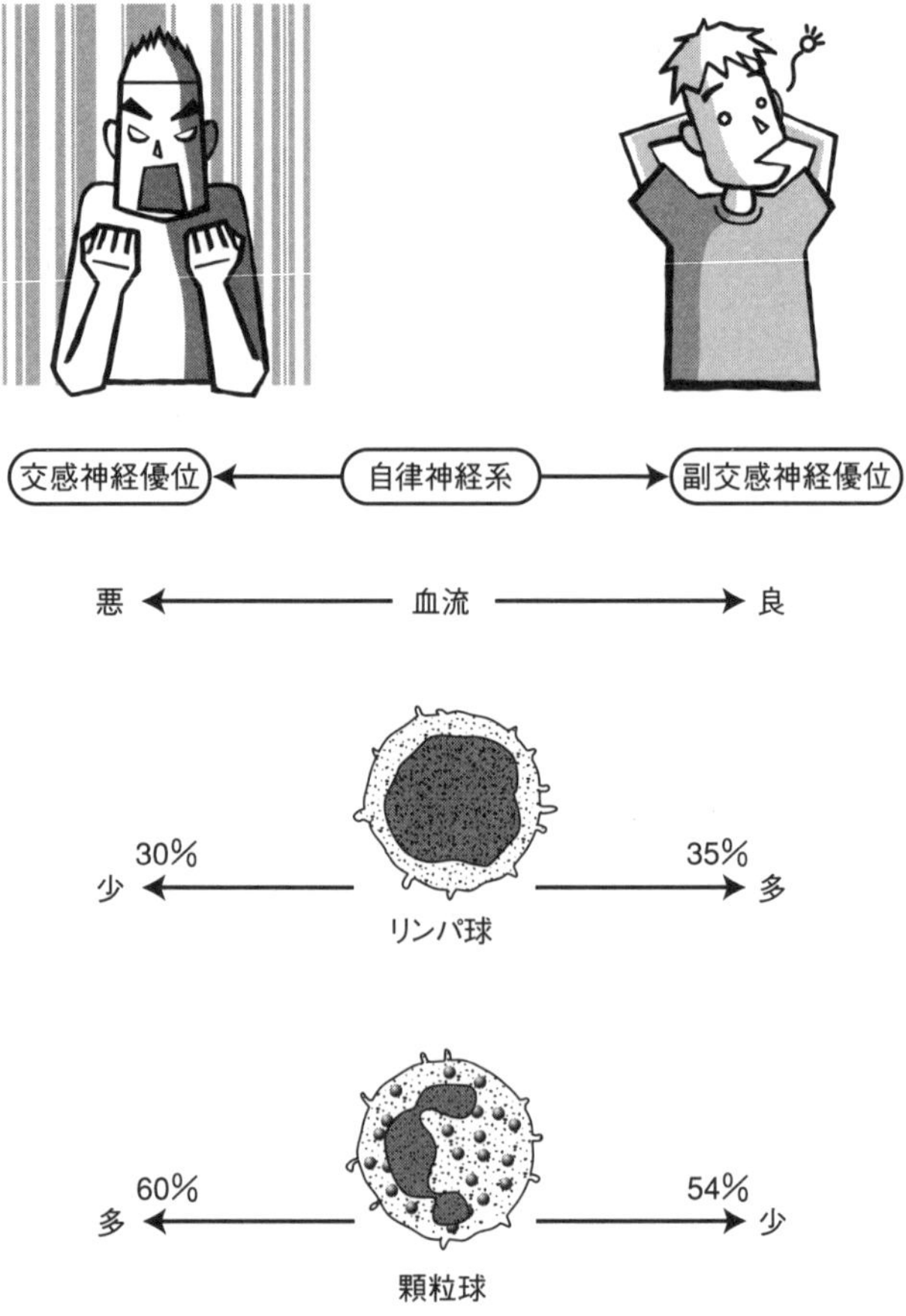

す。そうして全身に血行が促進される結果、さまざまな物質の分泌、排泄など内臓の働きも活発化するのです。たとえばテレビのお笑い番組を見ているときに、涙や唾液が分泌されるのも、副交感神経の働きによるものです。さらにつけ加えると、副交感神経が優位に働いているときには、白血球の中のリンパ球が増加して逆に顆粒球は減少します。

ちなみに健康な成人の場合で血液一マイクロリットル中の白血球の個数は五〇〇〇〜六〇〇〇個。そこに占める顆粒球とリンパ球の比率はそれぞれ五四〜六〇％、三〇〜三五％といったところです。それが交感神経優位になると顆粒球が増大し、逆にリンパ球は減少に向かいます。交感神経優位の典型的な病気であるがんになった場合には、リンパ球の個数が二〇〇〇個を切ることがほとんどです。こうした白血球の変化については、次章でさらにくわしくお話ししたいと思います。

活性酸素が遺伝子を傷つける

さて、こうして自律神経の働きを見てみると、私ががんを含めてすべての病気は心の病気であるといっていることの意味がご理解いただけたのではないでしょうか。

私たちは誰でも、喜怒哀楽を繰り返しながら日々の暮らしを営み続けています。そして、そうした心の状態によって、自律神経の働き方も変化を繰り返しています。怒りに胸を震わせているときや悲しいとき、それに緊張しているときには、交感神経が優位に働き、逆にうれしいとき、楽しいとき、またリラックスしている状態のときには副交感神経が優位に働きます。

こうした心の働きのバランスがうまく保たれているときは、人は健康を維持しているのです。しかし、ストレスを受け心のバランスが乱れると、自律神経の働きにも異常が起こります。その結果、体にもさまざまな異変が現れることになるのです。病気というのは、そうした体の異変が突出した形で現れた状態と考えればいいでしょう。ちなみにひとつつけ加えると、病気は必ず、その人のもっとも弱い部分に起こります。極度のストレスを受け続けている場合には、その人の体のもっとも弱い部分にがんが起こることになるわけです。

では自律神経の異常は、具体的にどのような形で体に影響を及ぼすのでしょうか。まずは交感神経が過剰に働く場合を見てみましょう。

たとえば長期間にわたってハードな仕事が続いている場合など、交感神経優位の状態が続くと、その人の体の内側では戦闘モードの状態が持続するために全身が極端に疲弊《ひへい》します。もう少しくわしく見ると、アドレナリンの分泌にともなって血管が収縮した状態が続き、そ

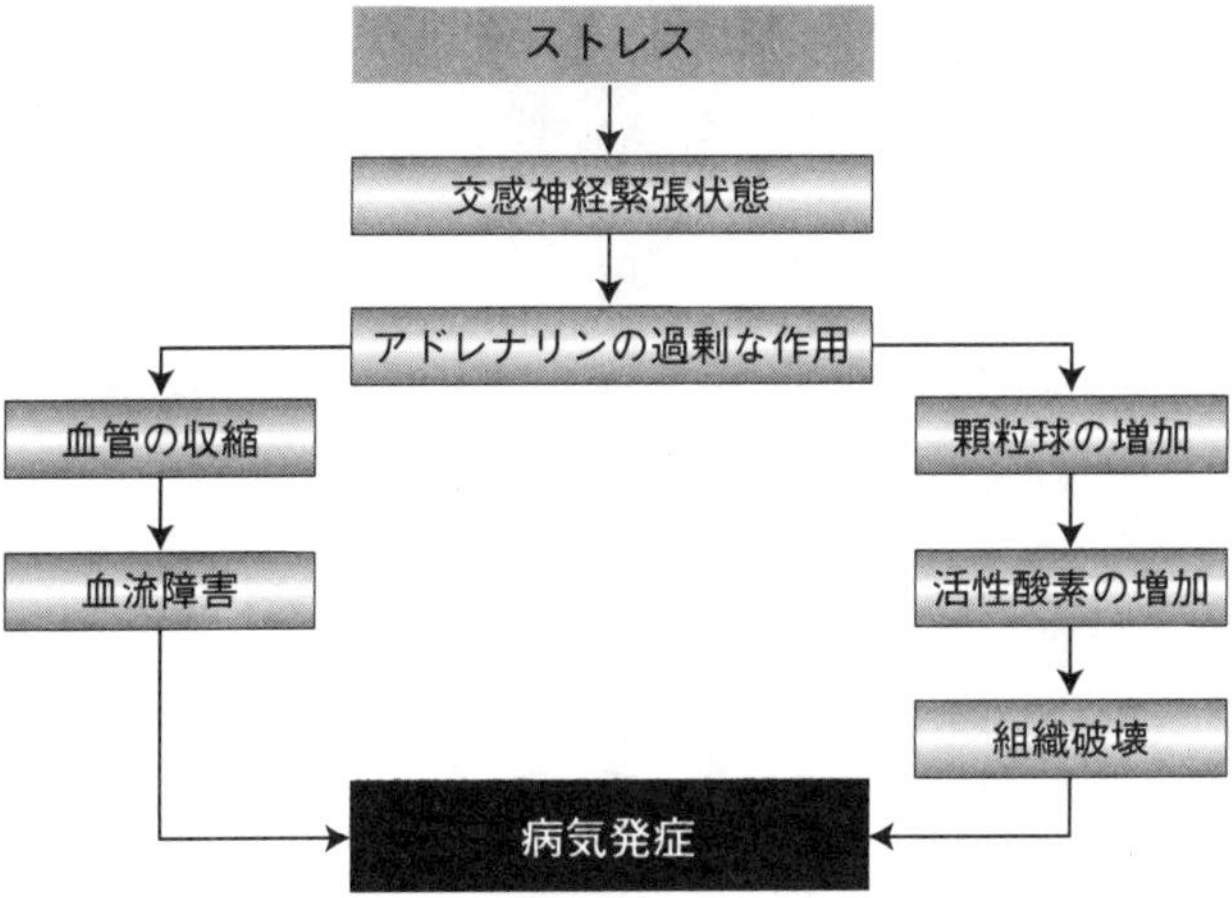

ストレスと病気発症のメカニズム

のために動脈硬化が進行し慢性的な高血圧に陥ります。また内臓の働きの停滞が続くことでさまざまな内臓病も起こりやすくなります。

そして、さらに大きな問題が、免疫の主力であるリンパ球が減少し、顆粒球が増大することです。前にもいったように、顆粒球は体内に細菌など比較的大きな異物が侵入したときに、その異物を撃退する働きを担っています。そのときに顆粒球は異物を攻撃するために活性酸素を撒《ま》き散らします。

よく知られているように、活性酸素は血液中の脂質などを酸化させて有害物質に変換させるとともに、細胞内に侵入してその細胞の遺伝子を損傷させる作用もあります。顆粒球が過剰に増えると、そうした活性酸素の作用によって、その人の体内で弱い部分の細胞が損傷され組織が破壊されることになるのです。もちろん顆粒球そのものは、体の働きを維持するうえで不可欠の存在です。しかし、交感神経が過剰に働いて、顆粒球が増大すると、体にはこうした悪影響が現れることになるのです。

もっとも、だからといって、副交感神経の働きが過剰になるのも好ましい状態ではありません。この場合には、血管の拡張状態が続くために低血圧に陥ることもあるし、また、免疫が過剰に働くことで、さまざまなアレルギー性の病気が引き起こされる危険も出てきます。とはいえ、現実には、がんを含めて多くの病気は交感神経が働きすぎることによって起こっています。これまで自律神経の働きについての研究に取り組み続けてきた私の実感としては、すべての病気の八割以上が、交感神経優位の状態が続くことによって引き起こされているといってもいいでしょう。

ひとつつけ加えておくと、人間は誰でも加齢とともに交感神経の働きが強くなる傾向があるものです。そのために白血球に占める顆粒球とリンパ球の比率も、年とともに顆粒球の割合が大きくなっていきます。たいていの人は生まれた後、思春期頃までは顆粒球とリンパ球の比率はほぼ同程度です。それが成人に達してからは顆粒球の比率が徐々に増大を続けていくのです。年をとると、体が老化して病気にかかりやすくなるのも、そのことが大きな要因として作用しているであろうことは想像に難くありません。

細胞が暴走をはじめるとき

こうした自律神経と健康障害との関係はさまざまな病気の発症のしくみを見ると、よりいっそう明らかです。

たとえばこの章の冒頭で紹介した虫垂炎の場合には、気圧の高さがストレスとして作用することによって症状が一気に進行していたのです。気圧が高くなると空気がより濃密になります。その結果、私たちが呼吸によって取り込む酸素の量も増加していくのです。そうして体内の酸素の量が増えると、体の働きが活発化するとともに自律神経の働きは交感神経優位に変わっていきます。その結果、白血球の中の顆粒球が増加して体内の活性酸素の量も増加します。その活性酸素がその人にとって、体内のもっとも弱い部分である虫垂の粘膜細胞を破壊することで症状が悪化するのです。もちろん私たちは気圧の高さをストレスとして意識するようなことはありません。しかし生体はそうした微妙な外界の条件変化にも的確に反応しているのです。

もっと身近な例を見てみましょう。

仕事や家庭、それに人間関係などで悩みを抱えている人は胃や十二指腸などの消化器にかいようができることが少なくありません。もちろん、この場合も基本的な発病のしくみは共通しています。こうした人たちの場合には、精神的な緊張がストレスとして作用することで自律神経の働きが交感神経優位に傾き続けています。その結果、体の弱い部分である消化器の粘膜細胞が障害を受けることによって病気が起こっているのです。同じように仕事や勉強に打ち込む真面目な人の中には、歯槽膿漏《しそうのうろう》を患っている人が多いものですが、これも強いストレスにさらされていることで、体が悲鳴を上げているサインといってもいいでしょう。

もちろん自律神経を基軸とする図式はこうした身近な病気だけにあてはまるわけではありません。あまたある病気の中でも、もっとも恐れられているがんにも、同じ図式があてはまります。がんの発生メカニズムについては、次章でくわしく説明しますので、ここでは簡単にその概略を見ておくことにしましょう。

私たちの体は六〇兆個もの細胞によって形成されており、それらすべての細胞が規則的に新陳代謝を繰り返すことによって、私たちは生命を維持しています。体の中でも、そうした細胞の新陳代謝がとくに活発なのが、さまざまな器官の上皮や腺組織と呼ばれる部分です。

当然ながら、こうした細胞の新陳代謝は、細胞の核にある遺伝子の中の細胞増殖に関係する遺伝子の指令に基づいて行われています。

すでにお話ししたように、心身の過剰なストレスが続き、交感神経優位の状態が慢性化すると、顆粒球が増加し体内の活性酸素が増加を続けます。その活性酸素によって、この細胞増殖に関係する遺伝子や逆に増殖に歯止めをかける役割を持つ遺伝子が損傷を受けると、細胞は新陳代謝の規則性を無視して暴走をはじめ、無秩序な増殖を繰り返すようになるのです。がんという病気はこうして起こっているのです。

よく一般にがん遺伝子という言葉が用いられますが、がんだけに関係する遺伝子は存在しません。細胞の新陳代謝に関係する遺伝子やその働きにブレーキをかける遺伝子が異常をきたすことによって、がんという病気が起こっているのです。

さらに、ひとつつけ加えておくと、交感神経が過剰に働くと顆粒球の増加に対して、免疫機能の中核となるリンパ球は相対的に減少します。これも後でくわしく述べますが、がん細胞に対する免疫機能というのはこのリンパ球の働きによるものです。交感神経が優位に働くと、このリンパ球も減少するのですから、二重の意味でがんが起こりやすくなるわけです。

仕事人間ほど病気になりやすい

ともあれ、このように人間は誰でも過剰なストレスを受け続けることで、自律神経の働きに失調をきたし、さまざまな病気に見舞われます。がんという病気は、そうした心と体の関係のありようを何よりも端的に物語っているといっていいでしょう。繰り返しになりますが、がんという病気も本質的には頭痛や肩こりなどのいわば「お茶の間の病気」と変わりません。心身両面でのストレスが積み重なることによって、自律神経の働きにゆがみが生じることで起こっているのです。

もっとも、現実にはそうした心身の関係の働き方は人によって違っていますし、また、ストレスに対する許容量にも個人差があるものです。では、じっさいにどんな人に体の異変が起こりやすいのでしょうか。言葉を換えれば、がんという病気はどんな人に起こりやすいものなのでしょうか。

まずひとつあげられるのが会社人間、あるいは仕事人間といわれるタイプの人たちです。

じっさい私はこれまで数え切れないほどのがん患者さんから話を聞いていますが、そのほとんどが仕事や家事に、子育てに懸命に取り組んでいるがんばりやのタイプの人たちでした。なぜ、こうしたタイプの人たちはがんを患いやすいのか。一例として、何年か前に取材で私を訪ねてきた三〇代の女性記者のケースを見てみましょう。

その記者は仕事熱心で、私の話を食い入るように聞いていました。また少しでもいい記事を書くために徹夜仕事も辞さない人でした。その記者が私を訪ねてきた後、一年ほどしてから私に連絡をとってきたのです。

「先生、私、子宮がんになってしまいました」

受話器の向こうから聞こえる、いかにも無念そうな声が今も私の脳裏にはっきりと残っています。

もちろん、あくまでも一般論としてですが、彼女が私に取材しているとき、私は仕事にばかり根をつめているとがんになりやすいと何度も念を押していたものです。その言葉を自分自身に置き換えてもらうことができなかったのかと思うと、かえすがえすも残念でなりません。

翻《ひるがえ》ってみると、日本では彼女のように仕事熱心で、日がな一日仕事のことばかり考えているという人が少なくありません。会社での仕事を終え自宅に帰った後も、また休日に家族や恋人と遊びに出かけているときも頭のどこかで、仕事のことを考え続けているタイプです。

当然ながら、そんな人の場合には、絶えず交感神経が緊張を続けています。そのために慢性的に白血球の中の顆粒球が過剰になり、逆にリンパ球は減少しています。いってみれば体質そのものが交感神経型になっているといっていいでしょう。

もちろん短期間ならそうした状態で体を維持することもできるでしょう。しかし五年一〇年と同じ暮らしを続けているうちに体への負担は限界に達し、破綻が訪れます。その結果、待っているのががんという病気です。私を取材で訪れた女性記者はそうしたがん発生のしくみそのままに病気を患ってしまったといえるでしょう。

ネガティブな感情はストレスになる

仕事熱心ながんばりやさんとともにがんを患いやすいのが、長期間心の悩みを抱え続けている人です。職場での人間関係、家庭問題、それに恋愛問題……。とくに多いのが人間関係にまつわる悩みです。また最近では、リストラの対象になった人たちなどで、仕事が見つからないという悩みも増えているようです。

こうした心の悩みを抱えていると、絶えず「つらい」「悲しい」「さびしい」「不安だ」といった感情がわきあがり続けているものです。当然ながら、これらのネガティブな感情もストレスとして体に影響を及ぼします。こうした感情にまつわる情報は脳の中で大脳辺縁系から視床下部に伝えられ、そこから自律神経によって体に伝えられていくのです。ちなみに脳の視床下部というのは、自律神経の中枢であると同時に食欲や性欲、それにホルモン分泌などの働きも司っている部分です。

悩みというのは、それ自体が一種のストレスですから、自律神経の働きは当然のこととして交感神経優位に傾きます。その結果、悩みが長期間続くと、働きすぎの場合と同じように体質そのものが交感神経型に変わってしまいます。その結果、長い歳月のうちに体の弱い部分が活性酸素に侵食されてがんが発生することになるのです。

こうしたタイプの人たちは「つらい」「悲しい」といった感情を人に伝え、ストレスを発散すればいいのですが、現実にはそれもなかなか難しいようです。ストレスを受けても、感情を外に出すことが苦手で、そのため、怒りや非難の矛先は常に自分自身に向けられます。そうして時間とともにストレスがどんどん蓄積していくのです。

亭主関白が招いた悲劇

ある医師から紹介されて話を聞いた五〇代の主婦がそんなタイプの人でした。

その主婦はご主人と娘さんと三人で暮らしていました。結婚してから約三〇年。ご主人は典型的な暴君タイプで連れあいであるその主婦に手をあげたり、また、食事中に気に入らないことがあると食卓をひっくり返すようなこともしばしばでした。その主婦は結婚後ずっと、そんなご主人を恐れ続けていたのです。ご主人が会社から帰宅すると、その主婦は玄関で三つ指をついて出迎えていたといいます。しかし、それはご主人に対する愛情ではなくひたすら恐怖心のなせる業でした。そして、その主婦はそうした感情を誰にも漏らすことなく一人で抱え込み続けていたのです。

そうして結婚生活が三〇年を迎え、娘さんの結婚が決まった矢先にその主婦は胃がんに見舞われました。医師はそうした心の問題を解消することを勧めましたが、聞き入れられませんでした。そして、その結果、その主婦は発病後三年で命を落としています。心に無理を強いる生活は体にも無理を強いる結果につながっていたのです。

もっとも私から見れば、そんなストレスにさらされ続けて、よく三〇年間もがんばってこられたものだと思います。おそらくこの主婦は限界ギリギリのところで生き続けてきたのでしょう。それが娘さんの結婚が決まり緊張の糸が途切れたところに、それまで無理を続けてきたツケが一気に襲ってきたのかもしれません。

医療が病状を悪化させている

この主婦の例でもわかるように、心の悩みが長期化、深刻化すると確実に体の異常へとつながっていきます。さらにがんという病気に関していえば、この問題は発病後にもつきまといます。

当たり前のことですが、がん患者さんにとっては、がんであることそれ自体が深刻な悩みになるからです。「あと何年生きられるか」「効果的な治療法があるのだろうか」「何で自分ががんにならなくてはいけないのか」「家計は大丈夫だろうか」——不安、怒り、焦燥……。医師から「がん」という病名を告げられた患者さんの胸のうちには、さまざまな感情が交錯します。

これまでみてきたように、こうしたネガティブな感情は、交感神経を過剰に働かせる結果につながります。そしてさまざまな体の働き方のしくみが、さらにがんを促進する方向に向けられることになるのです。がんであることが判明したことによって喚起《かんき》されるさまざまな感情は、患者さんにとってみればストレス以外の何物でもありません。つまりストレスが原因でがんになったにもかかわらず、患者さんには発がん後、さらに強力なストレスが待ち受けているのです。

また、それだけならまだしも、治療が始まるとそこにまた新たなストレスが加わります。医師の病状についての説明やさまざまな検査数値を見聞きするたびに、患者さんの心は揺れ動きます。そしてそこに抗がん剤や放射線など、体に甚大このうえない負担を強いる治療が行われることになるのです。

こうした現在のがん治療は結果的に患者さんの体のがん化を促進し、症状をさらに進行させています。発がんのもっとも本質的な原因であるストレスを取り除くことをなおざりにしているばかりか、逆に対症療法にこだわる治療によって患者さんのストレスを増大させているのです。これでは治るものも治るはずがありません。

病気を治し健康を取り戻すために行っているはずの医療が、実はがんを重症化させているのですから皮肉としかいいようがありません。それにしても臨床に携わっている医師たちはなぜ、がんという病気の本質に気づいてくれないのでしょうか。かえすがえすも私はこのことが残念でなりません。

鎮痛剤の常用が交感神経を狂わせる

話が少々、横道にそれてしまったかもしれません。

しかし前にあげた治療の弊害は、実はまだ、がんが発病していない人たちの場合にもあてはまります。がんになりやすいタイプの人たちとして、さらにもうひとつ、薬剤を常用している人たちがあげられるのです。とくに問題なのが、長期にわたって鎮痛剤の使用を続けている人たちです。

病気の治療や痛みなどの症状を抑えるために服用している薬が害になるというのですから眉につばをつけたくもなるでしょう。しかし、そのことは薬とは何かということを考えれば自明のことでもあります。

薬というのは漢方薬など一部の生薬を除けば人工的に合成された化学物質です。生身の体からみれば、異物以外の何物でもありません。しかも薬効があることでもわかるように、薬を飲むことによって体が受ける影響は甚大です。そのことは効き目の高い薬ほど、強い副作用があることでもご理解いただけるでしょう。そうした強力な刺激を持つ異物を取り込むのですから、体はそれをストレスと受け止めて緊張します。その結果、働きすぎや心に悩みを抱えている場合と同じように交感神経の働きが過剰になり、これまでにみてきたさまざまな弊害が現れるのです。

なかでもやっかいなのが前にいったように鎮痛剤を連続使用している場合です。高齢になると、多くの人たちが腰やひざなどの関節部に慢性的な痛みを覚えるようになり、その痛みに対処するために鎮痛剤を使い続けていることが少なくありません。話が少々専門的になりますが、そうした鎮痛剤には多くの場合、アスピリンやインドメタシン、それにケトプロフェンなどの化学物質が主成分として含まれています。これらの物質は、体内で知覚神経を過敏にし、痛みを起こすプロスタグランジンという物質を抑えることで痛みを緩和する作用を示します。しかし、実はこの物質には、交感神経の働きを抑える役割があるのです。

このプロスタグランジンの働きは人間の体のしくみの精妙さを教えてくれる好例ともいえるでしょう。私たちの体に痛みが起こる状況としては、外傷を負ったり、炎症が起こったり、無理が続いて内臓の働きが極端に低下している場合が考えられるでしょう。そうした状況でそれまでと同じ行動を続けていると、当然のこととして、体は破綻をきたします。そこに痛みという症状の意味があるのです。痛みは交感神経の働きを弱めて、体の働きを穏やかに変えていきます。と同時に、ほとんどの場合、人は痛みを感じることで体を休めにかかります。つまり痛みとは体の異変による症状であると同時に、体がその人に休養が必要であることを伝えるサインでもあるのです。このサインを出しているのがプロスタグランジンという物質というわけです。

ところが鎮痛剤を常用していると、このプロスタグランジンが抑えられるために、自律神経の働きは交感神経の側に傾きっぱなしという状態が起こります。その結果、その人は体質そのものが交感神経型になり、がんをはじめとするさまざまな病気が頭をもたげてくるのです。他の多くの薬もそうですが、結局のところ鎮痛剤というのは一時的に体の機能の一部分を停止させる不自然な状態をつくり出すことによって、症状を抑える対症療法にすぎません。一回限りの使用ではそうした対症療法も効果的に作用するのかもしれませんが、継続的に使用すると、不自然な状態が固定化されて、体には甚大なストレスが蓄積します。そうした目には見えないストレスが、やがてがんという明確な形をとって現れることになるのです。

がんの原因は自分自身にあった

ここまで読み進まれて、なかにはあるひとつのことに気づかれた人もいるかもしれません。どんなときでも仕事や会社のことばかり考えている仕事人間、悩みを抱えながらもそれを自分のうちに抱え込む内向型の人たち、そして薬の使いすぎ……。がんになりやすいタイプの人たちは、実は生き方そのものにがんになりやすい原因を抱え込んでしまっているのです。

前に簡単にお話ししたように、がんという病気は遺伝子の変異によって発症します。一般には、その遺伝子変異の原因として、太陽光に含まれる紫外線、喫煙習慣、食物に含まれる化学物質など、外部要因が指摘されることが少なくありません。もちろん、これらもがんという病気を促進するうえで何らかの作用を果たしているのは間違いないでしょう。しかし、それらよりもずっと大きな原因が、実はその人自身の中に潜んでいるのです。

つまるところ、がんは自分でつくっている病気です。だからこそ自分自身の力で治すこともできると私は考えているのです。

では、がんを克服するためにはじっさいにどうすればいいのでしょうか。がんを克服するためには、体のしくみをどのように変えていけばいいのでしょうか。次章では、がんから体を守る役割を担っている免疫についてみていきたいと思います。

第三章　免疫再生システム

解明途上の免疫再生システム

子どもの頃に、はしかや風疹にかかって苦しい思いをした経験のある人も少なくないでしょう。もっとも、これらの病気は典型的な「二度かかりなし」の病気で、一度かかるともう同じ病気に苦しめられることはありません。

よく知られているように、はしかや風疹はウイルスの感染によって起こる感染症の一種です。これらのウイルスに感染すると、私たちの体内では、免疫と呼ばれる体の防御システムがこれらについての情報を記憶します。そうして再び同じウイルスが侵入したときには、ただちに免疫が働いてウイルスを撃退するのです。はしかや風疹に二度かかることがないのはこの免疫の働きによるものです。後でくわしく説明しますが、これは免疫システムの中で獲得免疫と呼ばれています。

私たちは常に外部環境に身をさらしながら日々の生活を続けています。また呼吸や食事を考えればわかるように、私たちは外部環境の一部を体内に取り込むことによって、生命を維持し続けてもいます。そうした外部環境には、たとえば細菌やウイルス、さらにはさまざまな化学物質など、生体から見れば多様このうえない異物が含まれています。それらの異物が体内に侵入すると、体の状態を一定に保とうとするホメオスタシスと呼ばれる機能が乱れ、それが感染症などの病気につながっていくことも少なくありません。

免疫という体のしくみは、そうした異物が体内に侵入したときにその異物を発見、排除してホメオスタシスを維持する役割を担っています。さらにこれも後でくわしく説明しますが、免疫の働きは外部から侵入した異物だけでなく、たとえばがん細胞のように体内で生じた自己異常にも適用されます。わかりやすくいえば、免疫とは体内にトラブルが発生したときに、それを取り除くしくみ全体を指していると考えればいいでしょう。ともあれこの免疫こそが、私たちが健康を維持するうえでの切り札であることは間違いありません。

最近になって、医療現場はもちろん、民間療法や健康法を紹介する雑誌などでも「免疫」という言葉がもてはやされているのも、そうした免疫の重要な役割によるものでしょう。もっとも、そうはいっても現実にはじっさいに免疫がどのように働いているのかということは、あまり理解されていないようにも思えます。

私はこれまで三〇年近くにわたって免疫の研究に取り組んでおり、免疫のしくみや免疫と生体との関係について新たな知見を発表してきました。そうした私から見れば、現在の状況は免疫という言葉だけが一人歩きしているようにも思えます。たとえば一部に見られる怪しげな健康食品がもてはやされているのも、そうした状況を物語っているのではないでしょうか。

生体のしくみは複雑かつ精緻なことこのうえなく、私たちはまだその一部を理解しているに過ぎません。免疫もその例外ではなく、現在の科学でわかっていることはごく部分的な範囲の事柄に過ぎません。しかし、それでもなお免疫という体のしくみをかいま見ると、その精妙さに驚嘆を禁じえないのも事実です。ここでは、その免疫について、より正確にご理解いただくためにも、既存知識に私の考察の結果も加えて、わかりやすく見ていきたいと思います。

アメーバ型の白血球・マクロファージ

私たちの体内では、全身にくまなく血管が張り巡らされており、全身の細胞に血液が届けられています。その血液の主成分である赤血球には酸素が、血清には栄養が含まれており、それらによって全身の細胞は日々の生命活動を維持し続けています。その意味で血液は文字どおり生物の生命線といえるでしょう。

ところで血液の中には赤血球とともに、もうひとつ生命の維持に欠かせない重要な細胞成分が含まれています。それが免疫をはじめとして、体内の異常を正す役割を担っている白血球です。白血球は血液とともに全身を巡回し、外部からの異物の侵入、異常細胞の発生など、生体内の異常の有無を点検し、異常が発見された場合には、ただちにその異常に応じた態勢を整えて生体機能の正常化に臨みます。その意味で白血球は生体が持つ治癒力の最前線に位置づけられる存在といっていいでしょう。

さて、その白血球は大きく三種類に分かれています。前にもいったように白血球の大部分を占めているのが顆粒球《かりゅう》（主に好中球）とリンパ球で、白血球に占める比率は健康な成人の場合でそれぞれ五四〜六〇％、三〇〜三五％に達しています。そして残りの五％前後がマクロファージと呼ばれる単球です。

それぞれについてもう少しくわしく説明しましょう。

まずは、もっとも素朴で原初的な白血球であるマクロファージから見ていきましょう。

他の白血球と同じように、マクロファージは血中を移動しながら生体内を絶えず巡回していますが、そのときには丸い球状を呈しています。単球と呼ばれるのもその形状によるものです。もっとも異物を捕えるときなど、活動時には、偽足と呼ばれる足のような突起を出すなど形状は自在に変化します。その変化のさまを顕微鏡で見ると、もっとも原初的な生物であるアメーバを思い起こさずにはいられません。後でくわしく述べますが、じっさい私はマクロファージには、その働き方という点でもアメーバとの共通点が少なくないと考えているのです。また生体内には、脳の中のグリア細胞や肝臓のクッパー細胞など、全身のあちこちにマクロファージと同じ特徴を持つ単球が分布しています。これらは基本的にはマクロファージと同一の細胞です。ただ発見された部位や形態が多少違うために異なる名称で呼ばれているのです。

マクロファージは日本語ではよく貪食《どんしょく》細胞と表記されますが、その名称どおり大型で体内に侵入した異物を飲み込むように捕えます。

もっともマクロファージの重要な役割は、異物の排除に加えて免疫の主戦力であるリンパ球に、いち早く異物の情報を伝えることにあります。より具体的にはＭＨＣ（Major Histocompatibility Complex：主要組織適合遺伝子複合体。主要組織適合抗原を支配する染色体領域のこと）と呼ばれるマクロファージ自体のたんぱく質に異物の一部を乗せて、抗原提示を行うのです。これは体内に異物が侵入したことを伝えるサインと考えればいいでしょう。こうしてマクロファージは免疫の実働部隊であるリンパ球に異物の排除の準備を促《うなが》します。

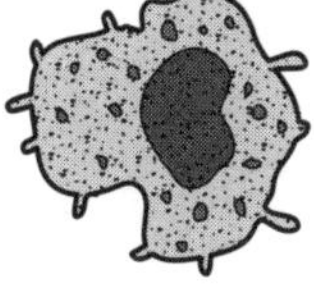

マクロファージ

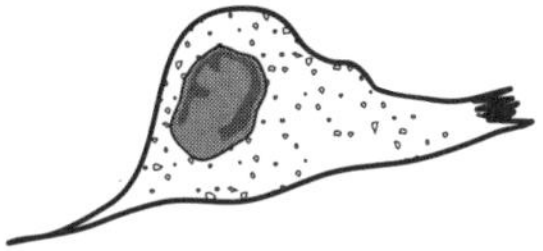

クッパー細胞

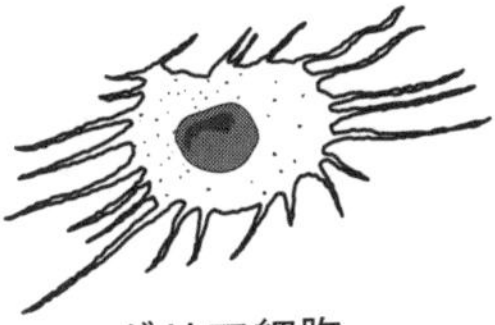

グリア細胞

また、マクロファージは異物を取り込むと、抗原を提示するとともに、インターフェロンやインターロイキンなどの免疫情報伝達物質を産生して、リンパ球の活性化を促進し、自らも腫瘍を撃退するＴＮＦ（腫瘍壊死因子）を放出します。そして、さらにもうひとつ、マクロファージの重要な役割として、顆粒球やリンパ球が細菌やウイルスと闘った後の残骸を処理するクリーナーとしての働きも見逃せません。つまりマクロファージは生体が異物を撃退する闘いの中で、最初と最後の部分を受け持っているわけです。こうした役割の多様さから、マクロファージは免疫システムの「何でも屋」のように考えられがちです。しかし私にはこのことが、生体の治癒システムの中で、マクロファージが重要このうえない役割を担っていることを示唆しているように思えてなりません。

異物を取り込んで排除する顆粒球

白血球の中でもっとも多くを占める顆粒球は、マクロファージの貪食機能を特化させたような働きを持っています。顆粒球という名称は細胞質に無数に顆粒状の加水分解酵素が含まれていることによるものです。

顆粒球もマクロファージと同じように全身の血液内を巡回して、細菌など、比較的大きな異物を自らの中に取り込んで処理します。もう少し具体的に見ておきましょう。

顆粒球の異物を排除する機能はシンプルそのものです。顆粒球が異物を呑み込むと、顆粒球の細胞内に含まれている活性酸素がその異物を傷害し、さらに細胞質内のグランザイム、リゾチームなどの消化酵素がその異常自己細胞を傷害するのです。たとえばニキビやおできができたときに、患部が化膿して白い膿《うみ》が放出されます。これは顆粒球が細菌と闘った後の残骸です。このように顆粒球は日常的に起こっている異物の侵入に対応して働いています。

そのせいでしょうか。白血球の働きについて書かれた本などでも、ほとんどがリンパ球についての記述で顆粒球についてはあまり言及されることがありません。しかし、じっさいには私たちが健康を保っていくうえで顆粒球の働きは不可欠です。顆粒球の存在があるからこそ、私たちは細菌や真菌（カビ）の侵入による感染症などから、身を守ることができているのです。

もっとも顆粒球が増えすぎると、生体にはさまざまなトラブルが発生するのも事実です。前の章で見たように自律神経の中の交感神経が働きすぎて、顆粒球が増加すると、ごく小さな異物の侵入に対しても過剰に顆粒球が反応します。その結果、多量の活性酸素が全身にばらまかれます。そして、その活性酸素が全身の組織や細胞内の遺伝子を傷害するために、その部分の機能が低下して、さまざまなトラブルや病気が引き起こされることになるのです。

私はほとんどすべての病気は自律神経の異常にともなって起こる白血球のバランスの乱れに原因があると考えています。その中でも顆粒球の過剰増大が原因しているケースは全体の七〇～八〇％に達すると実感しています。もちろんがんという病気もそのひとつです。前にもいったように、強いストレスを受け続け、交感神経が過剰に働くことで顆粒球が増加するために、活性酸素によって細胞の核内の遺伝子が傷つけられることが発がんの最大の原因として作用しているのです。

もちろん逆にリンパ球の過剰な増加が発がんにつながることもないわけではありません。しかし、そうしたケースは顆粒球の増加が原因となっている場合と比べると、ずっと少ないし、免疫そのものであるリンパ球の働きが活発であることから、症状の改善もそう難しいことではありません。

ところで、ここでとりあげた顆粒球や後で述べるNK細胞、NKT細胞などの働きは何の刺激条件も必要ないことから自然免疫と呼ばれています。一方、後で述べるリンパ球のT細胞、B細胞による免疫は、記憶を獲得することで作動することから獲得免疫と呼ばれていま す。前にあげたはしかや風疹に対する免疫は後者の典型例です。話が少々ややこしくなりますが、こうした分類は後で触れる体液性免疫、細胞性免疫の区分とは基準がまったく違っています。

二タイプに分かれる免疫機能

さて、私たちの免疫機能の中核を担っているのが、この顆粒球と拮抗関係にあるリンパ球です。前にもいったようにリンパ球は成人の場合で白血球に占める割合は三五%程度です。

しかし、自律神経の働き方によってその比率は大きく変動します。一般的に交感神経が優位に働くと顆粒球が増加し、逆にリンパ球は減少します。逆に副交感神経が働くと顆粒球が減少して、リンパ球が増大するのです。

リンパ球の種類は多様で、ざっとあげただけでもT細胞、B細胞、NK細胞（ナチュラルキラー細胞）などに分かれます。その中でT細胞は、その役割によってさらにヘルパーT細胞、キラーT細胞（細胞傷害性T細胞）などに細分化されます。ちなみにT細胞、B細胞という名称は、それぞれが発見された体内の部位に由来しています。B細胞は鳩の肛門近くにあるファブリキウス嚢（Bursa Fabricii）という部位で産生されることが、T細胞はネズミの胸腺（Thymus）で産生されることが発見されています。ひとつ付け加えると、T細胞が胸腺でつくられることがわかったのは一九六〇年代になってからのことです。このことひとつを取ってみても、免疫学が新しい学問であることがわかるでしょう。また、最近ではヘルパーT細胞はCD4、キラーT細胞はCD8と呼ばれることが少なくありません。これはそれぞれの細胞が活性化されたときに、細胞表面上で特異的に働きはじめるたんぱく質の名称による呼称です。

さて、これらリンパ球の中でまずT細胞、B細胞から見ていきましょう。これらの細胞は直径数ミクロンでマクロファージや顆粒球に比べるとずっと小さく、細胞内に核はありますが細胞質といえるものはほとんどありません。また通常の状態では細胞の新陳代謝に不可欠なミトコンドリアやゴルジ体などの器官も見当たりません。しかし体内に異物が侵入し、マクロファージからの情報を受けて活性化されると、リンパ球は細胞内のさまざまな器官を発達させながら、活発に分裂を繰り返します。平常時はまるで冬眠でもしているかのように小さくなっていて、非常事態になると突如として活発な活動をはじめるのがリンパ球の特徴のひとつといえるでしょう。

また、顆粒球の場合とは違って、これらのリンパ球が異物に対して臨戦態勢に入るには、ある一定の時間が必要です。一般的には未知の異物が侵入した後、B細胞がその異物の侵入に対処するために抗体産生をはじめるまでには五〜一〇日が必要といわれています。T細胞やB細胞などのリンパ球は互いに連動しあいながら、ひとつのシステムとして働きます。そのシステムが稼動するには、それなりの準備期間が必要というわけです。ウイルス性の風邪をひいたときに、治癒するまでにある程度の日数がかかるのも、そうした生体側の準備に時間が必要となることによるものです。これがつまり潜伏期間です。

また同じT細胞でもヘルパーT細胞とキラーT細胞では、その役割はまったく違っています。ヘルパーT細胞は体内に異物が侵入してきたときにマクロファージから発せられる情報を受けとりB細胞を活性化させるなど、どちらかというと裏方的な役割を受け持っています。一方、キラーT細胞はその名称どおり異物を直接、攻撃して撃退する役割を担っています。後でもふれますが、B細胞の働きで効力がもたらされないときにキラーT細胞が力を発揮することになるのです。

そしてもうひとつ、こうしたT細胞やB細胞とはまったく異なる働き方をしているのがNK細胞です。この細胞はリンパ球としては大型で、顆粒球と同じように細胞質内にパーフォリンなどのキラー分子が含まれている無数の顆粒を蓄えています。そのために大型顆粒リンパ球と呼ばれることもあります。NK細胞は血中を移動しながら体内の監視を続けています。そうしてウイルスや細菌などの異物、さらに体内で発生した異常細胞を見つけると、顆粒に蓄えられたキラー分子を放出して攻撃にかかるのです。いってみればNK細胞は生体の安全を守るための警察官のような役割を受け持っているのです。最近では、このNK細胞のがんを抑える働きが注目を集めているのはよく知られているところです。

このようにリンパ球には多様な種類があり、働き方もそれぞれ違っています。では、じっさいにこれらの細胞は生体に異変があったときに、どのように働いているのでしょうか。

免疫システムの働き方の流れをざっと見ておきましょう。

記憶機能を持つリンパ球

前にもいったように生体内に細菌やウイルスなどの微小な異物が侵入すると、体内を循環している生体の監視役であるNK細胞が攻撃にかかります。と、同時にマクロファージもその異物を貪食して異物の一部を抗原提示します。これは免疫システム全体に異物侵入を告げるサインと考えればいいでしょう。マクロファージはさらにインターフェロン、インターロイキンなどの免疫情報物質を放出し、ヘルパーT細胞の活性化を促します。そこから免疫システムが本格的に作動することになるのです。

ここでひとつ知っておきたいのは、マクロファージから送られる情報がなければ、リンパ球は一切の活動をはじめないことです。じっさいリンパ球だけを試験管に集め、そこに抗原をいれても免疫活動はまったく行われません。これはヘルパーT細胞やB細胞による免疫システムがマクロファージによって統御されていることを物語っているといえるでしょう。

さて、ヘルパーT細胞はマクロファージから発された情報を受け取ると、ただちにB細胞に異物を排除するための抗体産生の指令を送ります。するとそれまでは眠ったように小さくなっていたB細胞が活発に働きはじめます。細胞内に自らが呼吸するためのミトコンドリア、たんぱく質を合成するための粗面小胞体、さらにたんぱく質をまとめるゴルジ体などの細胞内小器官を発達させながら膨張し、盛んに分裂をはじめるのです。そうして準備を整えると抗体と呼ばれるたんぱく質を産生しその異物の攻撃にかかるのです。抗体は体内に侵入した異物である抗原に特異的に結合し、その異物を無毒化したり、体外への排泄を促します。そうして体内に侵入してきた異物は、免疫システムによって排除されていくのです。こうした免疫システムは抗原抗体反応とも呼ばれています。

もっとも体内に侵入した異物が強力な場合には、こうしたヘルパーT細胞、B細胞の連携による働きだけでは、効果的に異物が排除できないこともあります。その場合にはヘルパーT細胞が指令を送って、キラーT細胞の出動を促します。キラーT細胞は細胞自体が異物にアタックし、NK細胞と同じようにパーフォリンなどのキラー分子によって異物を撃退します。このように何種類ものリンパ球の働きにより、体内に侵入した異物が無事に排除されると、最後に再びマクロファージが現れ、異物やリンパ球の残骸のクリーニングにかかります。こうしてヘルパーT細胞やB細胞は再び活動を停止し、免疫システムの働きも終了するのです。

この免疫システムで特徴的なのは、こうして一度、異物の排除が行われると、B細胞にその異物の情報が記憶として蓄えられることです。その結果、同じ異物が侵入してきたときには、ただちにB細胞が働き、その異物をごく短期間で排除します。もちろんその異物の侵入で体に異常が起こることもありません。同じ人がはしかや風疹に二度かかりすることがないのも、もちろん、こうしたB細胞の情報記憶機能によるものです。

さらにもうひとつ、このB細胞による抗原抗体反応では、別な面でも免疫というしくみの精妙さに驚かされます。よく「鍵と鍵穴」の関係にたとえられるように、B細胞によって産生される抗体は、ある特定の抗原にだけ特異的に反応します。これはB細胞が抗原の表面にあるレセプター（受容体）を認識し、そのレセプターに反応するように抗体がつくられていることによるものです。驚くべきことにB細胞には、地球上のほとんどすべての物質に対応する働きがあると考えられているのです。しかも、一度、異物と相まみえると、その情報は新たなB細胞に引き継がれながら、終生、記憶され続けるのです。人間がつくったコンピューターなど、比較の対象にもならないような精緻このうえない働きが直径わずか数ミクロンの小さなリンパ球にひそんでいるのです。こうした免疫の働きを考えるたびに、私は生命のしくみの神秘に驚嘆の念を禁じ得ません。

体液性免疫と細胞性免疫

ところで、こうしたT細胞、B細胞を中心としてチームで働く免疫システムは血液やリンパ液など、体液内を移動して標的である異物を攻撃することから体液性免疫と呼ばれています。しかし同じリンパ球でも、NK細胞や後でとりあげるNKT細胞と呼ばれる細胞の働き方はまったく違っています。これらのリンパ球は、一匹狼のように個々の細胞そのものが異物の攻撃にかかるのです。こうしたリンパ球の働きは体液性免疫に対して、細胞性免疫と呼ばれています。

ちょっと話がややこしくなったかもしれません。

前に免疫には自然免疫と獲得免疫の二つの種類があると述べました。この区分はいわば免疫の役割による区分です。すでにお話ししたように、自然免疫とは体内で異物を発見すると無条件で攻撃にかかる細胞の働きを総称しています。一方、獲得免疫というのは、その名称からもわかるように、それまでは生体にとっては未知の異物が侵入してきたときに、リンパ球の働きによって、その異物に対する免疫機能を獲得する働きを指しています。具体的にいうと、顆粒球やリンパ球のNK細胞、それにNKT細胞は自然免疫で細胞性免疫の役割、働きを持ち、リンパ球のＴ細胞やＢ細胞は獲得免疫の中核を担い、働き方としては体液性免疫の性質を備えています。

後で詳しく述べますが、私は人間の免疫システムがこのように多様化している背景には、生物の進化があると考えています。おそらくもともとの免疫機構は自然免疫、細胞性免疫のごく素朴なシステムだったに違いありません。それが生物としての進化を続ける中で、生体環境の変化に対応して免疫機構も進化を遂げ、新たな獲得免疫、体液性免疫が誕生したと考えているのです。じっさいＴ細胞やＢ細胞による免疫システムは貪食によって異物を呑み込むマクロファージや細胞そのものが異物を攻撃する顆粒球、ＮＫ細胞の働きに比べると、きわめて高度で洗練されたシステムといえるでしょう。それはこの免疫システムの中核機能である抗原抗体反応の精妙さを見ても明らかです。そのせいかもしれません、免疫研究の世界でも、多くの人たちがＴ細胞、Ｂ細胞による免疫システムに目を向けているようです。

しかし、現実には、こうした新しい免疫だけで私たちの治癒力が保たれているわけではありません。と、いうよりむしろこの免疫システムが対象としているのは、ごく微細な細菌やウイルスなど、ごく一部の異物に限られていると考えたほうが当たっているでしょう。じっさいには免疫というしくみは、もっと広い範囲で私たちの体を守り治癒していています。そして、その大きな部分が、もっと素朴で原初的な免疫細胞の役割によって占められているのです。

実は私はそうした原初的な免疫細胞の働きを探ることが、私たちが健康を守り、さらにがんをはじめとするさまざまな病気を予防、治療するうえできわめて重要な意味を持っていると考えているのです。長い進化の歴史をくぐり抜けてきたこれらの細胞には、未だ知られざる働きがひそんでいるに違いないと私は確信しています。そのことを何より雄弁に物語っているのが、私自身が発見したＮＫＴ細胞の働きです。

謎のＴ細胞を発見

すでに見たように免疫を司《つかさど》っている白血球にはさまざまな種類があります。もっとも免疫学というのは、ここ数十年の間に発達した新しい学問で、本格的な研究はまだ端緒についたばかりです。免疫について本格的な研究がはじめられたのは一九六〇年代になってからで、それまではリンパ球は生体にとって何の意味も持たない細胞と考えられていたのです。そうした歴史の浅い学問ですから、リンパ球をはじめとする免疫細胞についても、まだまだわかっていないことが多いし、また、免疫細胞自体もすべてが発見されているとはいえません。

じっさい私自身、一九九〇年に胸腺外分化T細胞（この半数がNKT細胞）というそれまでには知られていなかった新たなリンパ球を発見しています。このリンパ球はNK細胞と同じように、血液に混じって体内を循環しながら、生体に異常はないか、絶えず監視を続けています。そうしてこれもNK細胞と同じように、異物の侵入や異常細胞の発生を発見するとただちに攻撃にかかるのです。現在では、この胸腺外分化T細胞にもいくつかの種類があることがわかっており、その中のひとつNKT細胞は新たな免疫細胞として大きな注目を集めています。ここでは胸腺外分化T細胞の中で、すでにある程度はその働きが解明されているNKT細胞という名称を用いたいと思います。この細胞の発見は、実は私自身にとっても、免疫のあり方、意味を考えるうえで画期的な出来事でした。

これまで見てきたように、白血球はそれぞれ巧《たく》みに役割が分担されています。その精妙さはとても人智の及ぶところではありません。そのことをヒントに私はあるひとつの仮説を打ち立てているのです。すでにふれたように、それは生物が進化を遂げる過程の中で、白血球も同じように進化を続けてきたのではないかということです。

もう少し具体的にいうと、私はすべての白血球は元をただすと同じルーツにたどり着くと考えているのです。そのルーツというのは、白血球の中でももっとも原初的な細胞であるマクロファージです。顆粒球はもちろんNK細胞もB細胞も、そして何種類ものT細胞ももともとはマクロファージという素朴な免疫細胞でした。それが生物としての長い進化の過程で、さまざまな環境変化に対応するために、より特化した機能を持つ多様な免疫細胞に進化し続けてきた、と私は考えているのです。

そして、こうした私の仮説を裏づけているのが、私自身が発見した胸腺外分化T細胞なのです。

この細胞はT細胞としてはきわめて原初的で、NK細胞によく似た性質を持っています。一九六〇年代にはじめて、ネズミの胸腺から発見されて以来、リンパ球の中のT細胞はすべて前駆細胞が骨髄でつくられた後、胸腺で養成され分化されていくものと、何の疑問もなく考えられていました。しかし、じっさいにはそうではありませんでした。さらにこれらの前駆細胞も骨髄からくるのではなく、自前の幹細胞から直接分化していることを、私たちが明らかにしました。肝臓や腸管上皮など、腹部の内臓で分化しているT細胞も存在していたのです。

この胸腺外分化T細胞の働きについてはまだ現段階では、正確なところはわかっていません。しかしヘルパーT細胞やキラーT細胞など、他のT細胞とは、性質がまったく違っており、NK細胞などと同じように体内を循環しながら単独で、体外から侵入した異物や体内で生じた異常細胞を攻撃することがわかっています。さらに胸腺外分化T細胞は他のT細胞のように、マクロファージから伝達される情報を基に活動するわけではなく、個々の細胞が単独で働きます。そうした性質は同じリンパ球のNK細胞にも共通するきわめて原初的なものです。さらに、もうひとつNK細胞との共通点として、体外から侵入した異物の排除よりもむしろ、体内で生じた異常細胞に対して、より強い働きを示すこともあげられます。

もちろん、この胸腺外分化T細胞もNK細胞と同じように、がん細胞を排除するために働きます。古い免疫システムは自分と反応する（自己応答性）ことから始まったと言い換えることもできます。こうしたことを考えると、胸腺外分化T細胞は、生物の進化の比較的早い時期にマクロファージが変化してつくられたと考えざるを得ないのです。逆にいえば、この胸腺外分化T細胞の存在は、マクロファージからすべてのリンパ球がつくられた歴史を何より雄弁に物語っているともいえるでしょう。

マクロファージから免疫のすべてが出発した——私はマクロファージこそが、私たちを守っている免疫システムの母体であると考えているのです。そして免疫システムが飛躍的に高度化した現在も、マクロファージは免疫システム全体を統括する重要な役割を担っているのです。

残念ながら、こうした私の考えは現在の免疫学では主流といえるものではありません。というよりむしろ異端といったほうが当たっているでしょう。すべての白血球がマクロファージという原初的な細胞から進化したなどと考えているのは、日本はおろか、世界の免疫学者の中でも私くらいのものかもしれません。じっさい、私は毎日のように免疫に関する世界の研究報告に目を通していますが、もっとも原初的なリンパ球のひとつであるNK細胞がマクロファージから進化したという論文にもお目にかかったことがありません。しかし、免疫という神秘的とも思えるほどの精妙さを持った生体システムやその中でのマクロファージの役割を考えると、そう考えざるを得ないのです。

前にもいったように、免疫学という学問は未だ端緒についたばかりの段階で、わかっていることはごくわずかにすぎません。近い将来には、私の唱える説が当然のこととして、受け入れられていることと私は確信しています。

毎日がん細胞が発生している

そうした原初的な免疫細胞の機能の奥深さを教えてくれるのが、生体内に異常細胞が生じた場合、たとえば体内にがんが発生した場合の免疫の働き方です。

がん細胞に対する免疫の働き、つまりがん免疫についてはまだまだ未解明の部分が少なくありません。ただ、がん細胞に対してはリンパ球が治癒に深く関係していることはわかっています。じっさい、そのことはがん患者さんの症例を見ても明らかです。がん患者さんたちは、ほとんど例外なく症状の悪化にともなって白血球の中でリンパ球が減少しており、逆にリンパ球が増加しはじめると、症状も改善していくのです。

そのリンパ球の中でもがん攻撃の主力として働いているのが、ＮＫ細胞や胸腺外分化Ｔ細胞などの原初的なリンパ球です。これらのリンパ球の働きは、いずれも前にあげた自然免疫に属します。

最近では、これらの細胞とともにキラーＴ細胞ががん細胞の排除に威力を発揮するという声も聞かれはじめています。じっさいこのキラーＴ細胞を活性化して、がん細胞の攻撃に役立てようと、体内から取り出したリンパ球を増殖して体内に戻す活性リンパ球療法も行われています。しかし私はそうした見方に対しては、今ひとつ賛同できません。その理由として、たとえば臓器移植を行った場合などに、移植された臓器の細胞に対してもっとも激しく攻撃をしかけるのがこのキラーＴ細胞であることがあげられます。そのことを考えると、このリンパ球はやはり外から侵入してきた細胞に対する働きが、本来の役割のように思えるのです。活性リンパ球療法が一部の患者さんに効果を上げているのは、活性リンパ球療法に対する期待で心の働きが高められることで、あるいはリンパ球が増加することで体調がよくなったことに起因しているのではないかと私は考えています。

もちろん、私はそうした心理的な効果を否定する者ではありません。しかし、がんに対する実際的な効果でいえば、NK細胞や胸腺外分化T細胞のような自然免疫を担っている細胞のほうが、話題になっているキラーT細胞よりも、ずっと大きな意味を持っていると考えているのです。

ではNK細胞や胸腺外分化T細胞は、がんに対してどのように働いているのでしょうか。そこで、まず知っておきたいのが発がんのしくみです。

前にもいったようにがんは活性酸素によって遺伝子が傷害されることに端を発して起こります。そうしてまず一個の細胞ががん化し、その細胞が増殖して徐々に成長して、やがて臨床がんといわれるがん細胞の塊に成長します。ちなみに一個のがん細胞が直径一センチの臨床がんに成長するまでには、何年もの歳月が経過するといわれています。そうしたいわば「がんの芽」は、実は私たちの体内で絶えず発生しています。最近になってよく知られるようになりましたが、私たちの体内では毎日、三〇〇〇〜五〇〇〇個ものがん細胞が発生しているのです。これは私たちが酸素を取り込んで、生命を維持していることを考えると当然のことといえるでしょう。

もっとも、だからといって私たちの皆が皆、がんになるわけではありません。これは細胞ががん化しても、ほとんどの場合はそれがごく微小な段階で排除されていることによるものです。そこで働いているのがＮＫ細胞や胸腺外分化Ｔ細胞といったリンパ球です。これらの細胞は絶えず体内を循環しており、がん化した細胞を発見すると、ただちにその細胞を攻撃し排除します。こうしたリンパ球の働きによって、私たちは自分ではそれと気づかないうちに、がんという病気を予防しているのです。

免疫力が再生できない原因

とはいえ、現実に多くの患者さんが、がんで苦しんでいるように、こうした免疫システムがうまく機能してくれない場合もあります。

前にもいったように、ストレスをはじめとする要因が作用して、生体のホメオスタシスを支える自律神経の働きが乱れを生じている場合です。とくに問題なのが強いストレスを受け続け、交感神経優位の状態が慢性化しているケースです。

その場合には顆粒球が増大し、活性酸素がばら撒《ま》かれることで、全身にさまざまなトラブルが生じます。そのことに加えてリンパ球が相対的に減少するために、免疫力が低下します。体内で遺伝子を傷害して発がんの原因をつくる活性酸素が増加しているにもかかわらず、リンパ球全体が減少する中で、がん細胞を排除するNK細胞や胸腺外分化T細胞の働きも低下しています。そんな中でがん細胞が増殖を続けているわけです。

そうしてがんが成長すると、生体は疲弊《ひへい》し、今度は顆粒球も含めて白血球全体が減少に向かいます。一般的に健康な人の場合には、血液一マイクロリットル中の白血球の個数は五〇〇〇～六〇〇〇といった程度です。ところががん患者さんの場合には、同じ血液一マイクロリットル中に含まれる白血球の総数が四〇〇〇個を切っていることも珍しくありません。

中でもとくに落ち込みが著しいのがリンパ球で、がん患者さんの場合、同じ一マイクロリットルの血液内に含まれる個数は一五〇〇個を大きく下回っていることも多いものです。当然ながら、リンパ球がそれだけ減少しているのですから免疫力も大幅に低下しています。またリンパ球が減少すると、体外からの異物の侵入も容易になり、さまざまな細菌やウイルスが侵入します。数少ないリンパ球はそうした異物にも対応しなくてはなりません。当然の帰結として免疫機構には限界が訪れ破綻します。

そうした状態では、いかに免疫が精妙なシステムといえども、勢いを増したがんを撃退することはとても望めません。がんがある程度まで成長すると、その後は一気呵成《いっきかせい》の勢いで増殖が続いていくのはそうした状況によるものです。わかりやすくいえば、がんと免疫の闘いで、すでにがんが勝利を収めかけている状態といってもいいでしょう。

もっとも、そうした中でも自らの力でがんと向き合い、その結果、健《すこ》やかな暮らしを実現している人たちがいるのも事実です。前に紹介した中山さんや伊藤さんもそうですし、私とともに免疫医療の研究を続けている医師たちが手がけている患者さんの中にも、そうした人たちが何十人と存在しています。彼らの中には、抗がん剤や放射線治療など従来の医療によって、生体の治癒力そのものともいうべき白血球の働きが極端に低下しているにもかかわらず、そこから再び生命の力を呼び起こしているケースも少なくありません。

この事実を私たちはどう考えればいいのでしょうか。

彼らの中では、従来の免疫学では説明のつかない治癒力が働いているに違いありません。これまでがんに対しては、NK細胞やNKT細胞などのリンパ球を中心とした免疫力が働いていると述べてきました。しかし末期がん患者さんや進行がんから生還した人たちのケースを見ると、それだけではとても説明のつかない免疫機能が働いているといわざるを得ないのです。私はそうした未知の治癒力の中核として、もっとも原初的な免疫細胞であるマクロファージが働いているに違いないと考えています。じっさいに彼らの体内ではマクロファージがどのように働いているのか、次章では生命が危機的な状況になってはじめて現れる究極の免疫力についてみていきたいと思います。

第四章　究極の免疫細胞・マクロファージ

誰もが持つ最後の免疫力

がんは自力で克服できる——。

第一章で述べたように、病院から「もはや治療の術《すべ》がない」とさじを投げられたにもかかわらず、やっかいな病魔を退けることは決して不可能ではありません。じっさい、一般にはあまり知られていませんが、自らの力でがんを克服し、その後の人生を健《すこ》やかに送っている人たちも少なくはないのです。

たとえば、かつて九州大学付属病院心療内科に所属し、その後、大阪のＰＬ病院で院長を務めておられた故・中川俊二氏は自らが胃がんを患《わずら》った後、がんの自然寛解《かんかい》についての研究に取り組まれ、自力でがんを克服した数十名もの患者さんを発見、貴重なインタビュー資料を残されています。これらの事例は、私がこの本の第一章で紹介したいくつかのエピソードとも同様のケースと考えられるでしょう。

では、そうしたギリギリの段階に追いつめられたにもかかわらず、病魔を克服している人たちの体内では何が起こっているのでしょうか。

免疫力をはじめとする彼らの体の働きは、がんに蝕まれることで極度に落ち込んでいます。もちろん痛みなどの身体的な症状にも苦しめられ、さらに精神的な不安に苛《さいな》まれていたことも間違いないでしょう。しかし、そうした過酷な状況から、彼らは見事にがんを克服して生還を果たし、それまでとは異なる健やかな暮らしを実現しています。その過程で彼らの体内では、いったいどんな力が働いていたのでしょうか。

そのことについて述べる前に、まずひとつ、理解していただきたいことがあります。

それは人間に限らず、すべての生物には生命の危機に瀕したときには、自らその状況を立て直そうとする力が生じるということです。私たちには死ぬか生きるか、というギリギリの状況ではじめて現れる未知の生命力が潜んでいるのです。

もちろん、それはがんに見舞われた場合だけに限りません。つまり生物には自らを保存し続けよう、生かし続けようという力がもともと備わっているのです。その力をうまく活用することで、危機的状況からの生還も実現されるといえるでしょう。がんというやっかいこのうえない病気を克服している人たちももちろん、その例に漏れません。

栄養源は一日一杯の青汁だけ

そうした究極の生命力の存在を教えてくれる事例のひとつとして、「食を断つ」ことによって治癒力を回復している人たちのケースがあげられます。

たとえば大阪でクリニックを主宰する甲田光雄先生は、この治療法でさまざまな難病の治療に取り組んでおられます。甲田先生の患者さんの中には、生命力の不思議さをまざまざと見せてくれる人たちが少なくありません。私がお会いしたある中年女性のケースもそのひとつです。その女性は生命にかかわる難病を患った後、わらをもすがる思いで甲田先生を訪ね、その治療を受けられています。もっとも現在の彼女はいつも笑顔を絶やさず、見るからに幸福そうな印象を与えます。体つきはどちらかといえばふっくらとしており体重四十数キロといったところでしょうか。

しかし、この女性の食生活を知ると誰もが驚くことでしょう。日々の暮らしの中では食事といえるほどの食事を摂っておらず、主たる栄養源となっているのは、一日一杯の青汁だけ。そんな絶食に近い食生活を一〇年近く続けながら、むしろ他の人たちよりも健康な日々を営み続けているのです。不思議なことにその間、体重にもほとんど変化はありません。

もちろん、この女性が特別なケースというわけではありません。甲田先生のもとで指導を受けている人たちの中には、他にも同じように最小限の食生活で人並み以上の健康を維持している人が少なくないのです。

このことはいったい何を意味しているのでしょうか。

生物を飢餓状態に置くことで、不要な老廃物が排出され、生体としての機能が高められることは、一部の科学者や研究者の間ではすでによく知られている事実です。しかし私は「食を断つ」という行為には、そうした生体のクリーニングをはるかに超越した意味が秘められていると確信しています。飢餓という危機的な状況に自らを置くことで、生体内で未だ知られざる治癒力、生命力が発動されると私は考えているのです。おそらくはこの治療法を行っておられる甲田先生も同じ考えをお持ちだと思います。

クローン羊・ドリーのオリジナルは絶食状態に置かれていた

こうした未知の生命力は一人の人間、一匹のネコといった個体レベルでだけ発動されるわけではありません。実は生命の基本単位ともいうべき細胞レベルでも、不思議な反発力が呼び起こされることがわかっています。

そのことを教えてくれるのが、数年前、世界にさまざまな論議を投げかけたイギリスでのクローン羊の誕生です。親羊のたった一個の皮膚細胞をクローニングすることでつくられたドリーという名のクローン羊の誕生は、生命工学の進歩の速さ、可能性を伝えるとともに、生命操作に対する是非など、倫理面に関しても世界中に大きな論議を投げかけたものでした。

もっとも、このドリーの誕生の際に、親羊として用いられた羊がある一定の条件下に置かれていたことはあまり知られていないのではないでしょうか。これはマスコミ等でもあまり報道はされていませんでしたが、実はドリーの親羊となった羊は、細胞を採取する前の一定期間、絶食状態に置かれていたというのです。その理由がどこにあるのか、寡聞にして私は知りません。しかし、状況を考えると、親羊を飢餓状態に置くことで、細胞に最大限のパワーを生じさせようとしたことは間違いないでしょう。じっさい賛否はともかく、この実験が成功したのは、そうしたギリギリの段階に置かれた細胞が用いられたことも要因であるに違いありません。

このように飢餓という危機的状況において、生物の体内では神秘的とさえ思われる不思議な生命力が現出されています。

同じことはがんを患った場合にもあてはまります。前にもいったようにがんが進行すると免疫をはじめとする生体としての機能はどんどん落ち込み続けます。しかしときとして、それにもかかわらず、ギリギリの土壇場という状況になって突如として、奇跡としか思えない回復力がよみがえっていることもあるのです。

そうした場合に生体内では何が起こっているのでしょうか。

私は、この生命の神秘を解き明かす鍵は、白血球の中でももっとも原初的な存在であるマクロファージにあるに違いないと確信しています。

前の章でも説明しましたが、マクロファージというのは、血液に含まれている白血球の一種で、その丸い形状から血中では単球とも呼ばれています。また別名が貪食《どんしょく》細胞であることからもわかるように、異物を呑み込んで処理し、その後、リンパ球に抗原提示と呼ばれる異物侵入のサインを送ります。また体内に異物が侵入して炎症などが起こった場合には、その後の体内の清掃作業も引き受けます。いってみれば白血球の中の「何でも屋」のような存在です。しかしリンパ球などとは違って、その働きはそれほど高度なものではなく、リンパ球の下働き役のようにも考えられています。

しかし、生体が生存の危機に瀕して、ギリギリの段階にまで追いつめられると、突如として、それまでは「何でも屋」で、リンパ球の下働き役にすぎなかったマクロファージの機能が呼び覚まされます。そうして生命を維持するために、この細胞が奮迅《ふんじん》の働きを見せはじめるのです。

マクロファージからすべてが始まった

じっさいにマクロファージにはどのような役割、働きが潜んでいるのでしょうか。そのことを考えるためには、まず生物の進化の過程をなぞってみる必要があるでしょう。

私たち人間は何十万年という気の遠くなるような長い歳月を経て、進化を遂げ続けてきました。人類としての進化は何十万年ですが、それ以前の進化も含めると三五億年の生命進化ですし、多細胞化以降に遡っても一〇億年の歴史を考えなくてはなりません。その出発点にあるのは、アメーバという呼び名で知られる単細胞生物です。単細胞生物という分類からもわかるように、アメーバは一個の細胞が成体となっており、細菌などを貪食し、細胞分裂を繰り返して増殖します。実は顕微鏡で見るとマクロファージはこのアメーバとうりふたつといってもいいくらい酷似しているのです。もちろん似ているのは外形だけではありません。細菌類などを貪食すること、そのときどきの状況に応じて、偽足を出して自在に形状を変化させることなど、細胞としての性質も両者はよく似ているのです。

それほどまでにマクロファージがアメーバに酷似しているのには、どんな理由が考えられるでしょうか。

実は私は、マクロファージというのは、生物が進化の過程を経る中で、原初の単細胞生物がそのまま生体内に残存したものではないかと考えています。そうして生命活動の中でもっとも重要な生体防御の役割を果たすようになったと考えているのです。むしろ、アメーバがマクロファージに変化することで、生物は自己を保存することができ、現在に至る進化が実現したといったほうがいいでしょう。そして、そうした中で何段階もの進化を経ながら、マクロファージからさまざまな組織、器官が形成されてきたのです。

まず、はじめにマクロファージありき——。

前章でリンパ球がマクロファージからつくられていると述べましたが、実はそれだけではなく、生体の多くの細胞、器官もマクロファージが進化してつくられているのです。

たとえば白血球と同じ血液成分である赤血球もその例に漏れません。人間をはじめとする哺乳類では赤血球には核がなく、マクロファージとは似ても似つかぬ形状をしています。しかし、そこまでの進化を果たしていない魚類、両生類、爬虫類、鳥類では、赤血球にはまだ核が残されているのです。これはマクロファージが進化する中で、大量の酸素を運ぶには核が邪魔になり、その結果、哺乳類の赤血球では核が消失したと考えられます。同じ血液成分である血小板もまたしかり。さらに血液成分だけでなく、その血液を全身に運ぶ血管（血管内皮細胞）も同じようにマクロファージからつくられました。

原初の生物は造血組織と血液を送り出す心臓は持っていましたが、血管は存在せず、細胞の隙間に無秩序に血液を送って生命を保っていたことがわかっています。しかし、進化の過程で臓器の構造が複雑になると、そうした単純な生体構造では、どうしても限界が生じます。そこで進化のひとつのプロセスとして、血液をより安定した形で全身に送り届けるために、マクロファージが変化して血管がつくられたのです。血管の内皮細胞にマクロファージと同じ異物を捕えて呑み込む貪食機能があることは、そのことを何よりも雄弁に物語っているといえるでしょう。さらに付け加えると、腎臓など、多くの臓器もやはりマクロファージからつくられています。そうしてみると、生物の進化というのは、もっとも原初的な生物であったアメーバが自らを保存するために、営まれてきたプロセスの積み重ねであったようにも思えるほどです。

進化の中でつくられた免疫システム

もちろんそうした生物の進化の過程の中で、免疫系をはじめとする防御系の体のしくみも変化を遂げ続けてきました。

想像力を羽ばたかせてください。

原初の生物は水中に棲息し、水の中から酸素を取り込んで生命を維持していました。しかし、水中では取り込める酸素の量が限られており、そのために進化の段階もまだまだ未熟なものでした。もちろん生体としての防御システムも未発達な状態だったに違いありません。私たち人間に備わっているリンパ球を中心とした複雑な免疫システムは存在せず、マクロファージが防御システムのすべてだったと私は考えています。

もっとも、その段階では生体防御の意味も現在とは大きく違っていました。水中では陸上と違ってほこり（ハウスダスト）やウイルスのような微小な異物はほとんど存在していません。また生物の活動範囲も限られており、そのために異物が侵入する機会もあまりなかったと考えられます。とすると、その段階での生物にとって、自らの安全を守るうえでのより深刻な問題は、外部からの異物の侵入よりも自らの体内で生じる異常への対応にあったと思われます。マクロファージの役割もその点にありました。異物の侵入を阻止するよりも、もっぱら自らの体内で生じた異常細胞の排除が、生体防御のすべてを担っていたマクロファージの役割だったといえるでしょう。そして、それが免疫の原点だったとも私は考えています。つまり免疫システムの本来の役割は異物の認識、排除ではなく、たとえばがんのような生体内で生じた異常細胞の除去にあった、と私は考えているのです。

しかし長い歳月を経て、生物が水中から陸上に上がると、そうした防御システムにも変化が現れます。陸上では土ぼこり、花粉、細菌、ウイルスなど多様な異物が氾濫《はんらん》しています。さらに陸上で空気中から酸素を取り込むようになると、それまでの二〇倍もの酸素が摂取できるようになり、血中の酸素濃度も五倍に上昇しました。そうして生物の生命エネルギーは増大し、水中に棲息していた時代とは比較にならないほど活発に活動するようになったのです。見方を換えれば、そのことは異物の侵入の機会が増大することをも意味しています。

そうして、生物の進化にともなう環境変化の中でマクロファージは進化を続け、多様な細胞が誕生しているのです。活動機会が増大し、そのために生体の一部が損傷し、細菌の侵入がひんぱんになると、それらを処理する顆粒《かりゅう》球が誕生し、さらにウイルスをはじめとする微小な異物を排除するために、リンパ球を中心とした新たな免疫システムが構築されるようになっていったのです。

そうした防御システムの進化の足跡を物語っているのが、NK細胞や胸腺外分化T細胞などの白血球です。

これらの細胞は同じリンパ球でありながら、B細胞やT細胞とは決定的に異なる性質を備えています。前の章でも述べたとおり、B細胞やT細胞は外部から侵入した微小な異物を排除する特化した機能を備えており、何種類ものそれらの細胞が協力し合うことできわめて洗練された免疫システムが構築されています。それに対して、NK細胞や胸腺外分化T細胞の働きはずっと素朴で原初的でさえあります。これらの細胞はT細胞やB細胞と違って、特定の異物を認識する手段を持たず、個々の細胞が単独で異物に働きかけ貪食します。こうした働きはリンパ球よりはむしろ顆粒球のそれに近いもので、じっさい、前にもいったように、NK細胞は大型顆粒リンパ球とも呼ばれています。

しかし、それ以上にきわだっているのが作用をもたらす対象の違いです。B細胞やT細胞の働きは外部から侵入してきた微小な異物を、抗原抗体反応などで特定したうえで攻撃します。それに対して、NK細胞や胸腺外分化T細胞は異物に対して無差別に働きかける性質を持っており、外部から侵入してきた異物よりも、むしろ体内で生じた異常細胞に対してより積極的に働きかける性質を持っているのです。この性質からNK細胞や胸腺外分化T細胞は自己応答型免疫細胞とも呼ばれます。つまりこれらの細胞は原初の時代の免疫機構の性質をも備えているわけです。そのことから私はこれらのリンパ球はB細胞やT細胞による免疫システムがつくられる前に誕生した細胞だと考えているのです。

結論をいうと、私は生物の進化の過程の中でまずマクロファージから顆粒球が誕生し、その後でＮＫ細胞や胸腺外分化Ｔ細胞といった原初的なリンパ球がつくり出され、さらにずっと後になってＢ細胞、Ｔ細胞による洗練された免疫システムが構築されたと考えています。ＮＫ細胞や胸腺外分化Ｔ細胞に共通する原初性はそのことの傍証といってもいいでしょう。

ちなみに私はマクロファージや胸腺外分化Ｔ細胞、さらにＮＫ細胞は自己応答性という性質を持つ「古い免疫」、一方、Ｂ細胞やＴ細胞など、外部から侵入した特定の異物を攻撃するリンパ球を「新しい免疫」として区分しています。

前にもいったように、世界中の免疫学者を見渡しても、ＮＫ細胞がマクロファージからつくられたといっている人物は私以外には見当たりません。しかし、じっさいに顕微鏡でのぞいてみると、ＮＫ細胞の核はマクロファージと同じように、ソラマメのような腎臓形でそのことがとてもよく実感できます。また、私は二〇年ほど前に、通常はパーフォリンなどの酵素で異物を破壊するＮＫ細胞に異物を呑み込ませる実験を行っています。すると、条件さえ整えば、ＮＫ細胞もマクロファージと同じように、周囲のものを呑み込んで貪食することが確認されたのです。このこともまた、ＮＫ細胞がマクロファージから進化したものであることを裏付けているひとつの証左といえるでしょう。

ともあれ、私たちの生命を守る免疫という防御システムがマクロファージから出発していることは間違いありません。そして、このマクロファージこそがギリギリの段階で生体を守るために、その力を遺憾なく発揮するのです。

「古い免疫」と「新しい免疫」

では、生命が危機的な状況に陥ったとき、マクロファージは、じっさいにどのように生体を守っていくのでしょうか。まずは前にあげた「飢餓」状態におけるマクロファージの働きから考えていくことにしましょう。

その前にまず、私の免疫学の方向性について、ひとことだけ述べさせていただきたいと思います。前にいったように免疫学はまだ端緒についたばかりの学問で、免疫のしくみについてもわからないことだらけというのがじっさいのところです。その中で、最近ではリンパ球のB細胞、T細胞の働きによる「新しい免疫」についての研究が主流になっています。しかし私の場合は違っています。むしろ、そうした免疫学の傾向に逆行して、段階を追いながら、より原初的な生体の防御システムについて探究を続けてきました。

もちろんさまざまな感染症などに対する方策を考えるうえでは、「新しい免疫」の研究は欠かせませんし、それがとても重要かつ切実なテーマであることは間違いありません。また、「新しい免疫」の世界は進化レベルが高い分、その分化、成熟過程にも興味深い現象も多いのです。しかし、私は免疫の本質を考えるには、まず生体そのもののしくみをしっかりと捉える必要があると考えています。そのためにはNK細胞や胸腺外分化T細胞、さらにマクロファージに至る「古い免疫」の持つ意味や役割をきちんと理解する必要があると考えているのです。

また最近になって急増しているがんや自己免疫疾患など、生体自らが病んでいく病気には、これらの「古い免疫」が関与していることが、私の研究意欲にさらに拍車をかけていることも事実です。こうして「新しい免疫」から「古い免疫」へ、さらに顆粒球、マクロファージと対象をさかのぼって、研究を掘り下げ続けた結果、マクロファージの持つ神秘的とさえ思える不思議な力が浮かび上がってきたのです。その力の正体を突き詰めると、マクロファージこそが私たちの生命そのものではないかとさえ思えるほどです。

人間がまだ下等動物だった時代、マクロファージが防御系のすべての役割を果たしていたことはすでに述べました。しかし、それだけではありません。マクロファージは生体がホメオスタシスを維持するうえで、あらゆる役割を担っていたと私は考えているのです。人間が進化を遂げた現在でも、マクロファージは外界から侵入した細菌やウイルスに感染した細胞を修理、修復する生体の治療者としての役割を果たしています。しかし、進化の過程ではそれだけではなく、飢餓が訪れたような場合は、マクロファージが自らの一部をエネルギーに変え、さらに体のしくみをより効率的なものにするために自在に変化を加えていた、とも私は考えているのです。もちろん、甲田先生のもとで食を断つ治療をしていた人たちが健康でいられるのも同じ理由によるものです。

仙人はなぜ健康長寿を保てたのか

そうしたマクロファージの役割は、長い進化の歴史のスパンで考えると、つい最近になるまで維持され続けていたとも私は考えています。

ここでもう一度、想像力をよみがえらせてください。

私たち人間の祖先は、まだ火や道具を持たない太古の時代には、日々生きる糧《かて》を求めて野山を駆け巡っていました。しかし過酷な自然に対峙する中で、ときにはその糧が得られないこともあったでしょう。そうしたときに彼らはどのように飢えをしのぎ、生体を保持してきたのでしょうか。

そこで私はマクロファージの働きに思いをめぐらせます。私たちの体には骨にせよ、筋肉にせよ、不要不急の部分が少なからずあるものです。おそらく原初の人間はそうした生体の一部をエネルギーに転換し、飢餓を乗り越えていたに違いないと私は想像しています。そして、さらに飢餓が続くような場合には、生体の無駄を徹底的に省き、最小限の食物で生きられるように体のしくみが整えられていたのではないでしょうか。そうした生命維持のために生体を調整するコーディネーターとして働いていたのがマクロファージではないかと私は考えているのです。

翻《ひるがえ》って甲田先生のところで指導を受けている患者さんたちのケースを見てみましょう。たとえば前にあげた中年女性の場合は、毎日、青汁一杯という食生活で人並み以上の健康を維持しています。これはその人の体のしくみそのものが、原初の人間と同じようにマクロファージを中心とした、きわめてシンプルなスタイルに立ち返っていることを物語っているのではないでしょうか。尾籠な話で恐縮ですが、おそらくこの人の排便量はごくごくわずかであるに違いありません。青汁一杯で健康を維持できるのは、普通なら便として排泄される老廃物が、マクロファージによって有用な細胞やエネルギーに転換されているとしか考えられないからです。また、老廃物を利用して増殖した腸内細菌を、体が栄養源としている流れも加わっていると思います。

もちろんこうした体のしくみの変化は防御系にも反映しています。

一般に体型が肥満型で、よく飲みよく食べる人の場合は、白血球が豊富で、顆粒球もリンパ球も人並み以上に多いものです。もちろんこうしたタイプの人は便も多く、大量の便を一日に何度も排出します。これは見方を換えれば、体の働き方がきわめて非効率な状態に陥っているといっていいでしょう。大量の便を排出していることは、その無駄の多さを物語っています。またその無駄の多さに比例して、体内の働きに無理が生じているので、生体を防御する白血球も増加していると考えられます。

一方、絶食療法を受けている人の防御系のしくみはこうした人たちの対極にあります。絶食療法を行っている人たちの体内ではマクロファージを中心に、老廃物の有用細胞、あるいはエネルギーへの変換が活発に行われています。これはいわば体内のリサイクルシステムです。こうした人たちの体のしくみは徹底的に無駄が省かれているため、生体はスムーズそのものに安定して働いています。さらにマクロファージが防御性の中心を担っているため白血球の個数もずっと少ないと考えられます。

また、このことは後で詳しく述べますが、不思議なことにマクロファージには、生体をやせ衰えさせる作用もあります。これはマクロファージが放出するTNF（腫瘍壊死因子）と呼ばれる物質の働きによるものです。そのことから私はこうも考えています。危機状態に陥ったとき、マクロファージは生体を自ら飢餓へと追い込み、より効率的で安定した体のしくみを構築していくのではないでしょうか。痩せることで代謝を抑制し、また少ない白血球で防御が可能となるのです。実際、体重の少ない人の白血球数は極めて少ないのです。

そうしたマクロファージの働きを示唆しているようにも思われるのが、日本や中国で、古くから伝えられている修行者としてのさまざまな仙人伝説です。私は、仙人にまつわるさまざまな伝説はあながち実体のないものでもないと考えています。口伝えで受け継がれ続けている彼らの姿は必ず痩身で、かすみを食べて生きているとも表現されているものです。もちろん、私もまさか彼らがかすみを食べていたとは思いません。しかしそうとしか思えないほど小食であったのは事実ではないでしょうか。おそらく、彼らは長い修行の結果、ごくわずかな食料で健康を維持する体のしくみを獲得していたに違いありません。だからこそ、これも伝説で伝えられるように、彼らは一般の人たちから見ると、気の遠くなるような長寿を全うしていたと考えることもできるのではないでしょうか。

免疫物質ががん細胞を破壊する

話が少々横道にそれたかもしれません。

それではがんという病気が進行したとき、マクロファージは生体を維持するために、どのように働いているのでしょうか。まず、免疫の働き方がどう変わるかということから見ていきましょう。

前にもいったようにがんの進行は、がん細胞と免疫との闘いで、がん細胞が優位に立っている状況を意味しています。そのことを物語るように、一般にがんが進行すると、生体を防御している白血球、特にリンパ球の個数は減少し、その働きも極度に低下します。その結果、がんはますますその勢いを増していくのです。ただ、そんな中でも多くの場合、マクロファージは一定レベルを保っています。そして、あるときを境にこのマクロファージが最後の闘いに打って出ます。その闘いでマクロファージが勝利を収めれば、生体内の反乱ともいうべきがんは平定され、その人は新たな境地でのそれまでとはまったく異なる健やかな暮らしを実現することができるのです。

具体的に見ていきましょう。

前にもいったように、マクロファージには、それ自体が異物や異常細胞を貪食する以外に、さまざまな免疫物質を放出、分泌することがわかっています。主要なものとしては、TNFをはじめとしてインターフェロン、インターロイキンなどの強力な作用力を持つ免疫物質があげられます。その中でもがんを直接的に攻撃するのがTNFです。この物質は腫瘍壊死因子といわれるように腫瘍の細胞膜を破壊して、腫瘍を壊死させる働きを持っています。

その働きはきわめて強力で、以前には製剤化されたTNFが、その働きから「夢のがん治療薬」として大きな注目を集めたこともありました。しかし現実にはTNFががん治療薬として用いられることはありませんでした。それはTNFには腫瘍を壊死させるだけでなく、脂肪細胞を燃焼させるなど体内の余剰部分をそぎ落とす作用があることが確認されたからでした。

やせ細った体は「戦略」だった

がん患者に製剤化されたTNFを用い、不要な脂肪がごっそりそぎ落とされた結果、その患者さんは見るものにいかにもやつれた印象を与えます。その結果、患者さんの体力が失われると判断されて、治療薬として用いられることはありませんでした。しかし、医療者は誰一人としてそのことに気づきませんでしたが、実はそこには、生体自らを背水の陣に追い込んだ後、一気に巻き返そうというマクロファージの戦略が潜んでいたのです。

このTNF以外にも、インターフェロンには細胞の増殖を抑える働きが備わっています し、またインターロイキンの一種であるインターロイキン1には、発熱によってがん細胞を弱らせる作用があります。一般にはあまり知られていませんが、がん細胞は熱を受けると勢いをなくす弱点を抱えているのです。マクロファージの働きが活性化されると、こうした免疫物質が大量に体内に放出され、がん細胞を抑えにかかるのです。繰り返しになりますが免疫学はまだ端緒についたばかりで、わかっていることはほんのわずかにすぎません。ひょっとすると、そうしてマクロファージががん細胞を攻撃する際には、まだわれわれが理解していない働きが潜んでいる可能性も考えられます。

マクロファージが活性化されると、こうしてがん細胞を攻撃すると同時に、体内のしくみも一変します。飢餓状態に陥ったときのように、よりシンプルで無駄のない体の働きが実現されるようになるのです。当たり前のことですが、がんになるとがん細胞に侵された器官の働きは低下し、その結果、全身の機能も低下します。

しかし、マクロファージによって無駄のない体のしくみが構築されると、必要最小限の体の働きで健康が維持されるようになります。わかりやすくいえば、がんによって生体として発するエネルギーがそれまでの一〇〇％から五〇％に減退したとしましょう。しかし、その五〇％で健康を維持できる体のしくみが形づくられるというわけです。言葉を換えれば、マクロファージはがんを攻撃しながら、その人をがんに強い体質に変えていくといってもいいでしょう。

マクロファージと病状は相関する

ではじっさいにがんになった場合、マクロファージはどう変化していくのか。ひとつの実例を見ておきましょう。

ここで紹介しているのは、ある医師から提供された、ある女性がん患者が死に至るまでの血液検査のデータです。数値はすべて血液一マイクロリットル中のデータです。この患者さんはがんの最末期に入っており、緩和ケア病棟で治療を受けていました。すでに治癒は困難と判断されており、そのため抗がん剤や放射線などの積極的な治療は行われず、痛みを取り去る緩和医療が施されていました。

別表のデータを見てください。

白血球そのものはがんを患っていながらも、ずっと正常値を上回る水準が維持されていま

日付	白血球（個）	リンパ球実数(個)	単球／マクロファージ(%)
2004/10/5	6000	1500	7%
11/4	13100	2882	3%
12/6	9400	2162	4%
12/24	8900	2225	6%
2005/1/27	9000	1530	4%
2/23	9800	1470	9%
3/15	12900	903	1%
4/22	11700	1404	4%
5/25	11700	2223	7%
6/24	15400	1848	2%
7/1	23400	936	1%
7/4	17600	528	0%

す。一方、リンパ球の実数は、多くてやっと二〇〇〇個を上回る程度です。これは顆粒球が増大していることを意味しています。

おそらく、この患者さんががんになって抵抗力が弱まったために、さまざまな細菌が侵入し、さらにもともと体内に棲息していた常在菌も増殖をはじめたに違いありません。それらの細菌を撃退するために顆粒球が増大し、体のあちこちで炎症を起こしているのです。これだけ顆粒球が増大していることを考えると、全身のいたるところに炎症が起こっていたと考えられます。患者さんはさぞつらかったに違いありません。

ところで注目していただきたいのはマクロファージに関するデータです。ここではマクロファージは単球と表記されています。マクロファージが白血球に占める比率の正常値は二～五%といったところです。この患者さんは検査をはじめてから三ヵ月間というもの、マクロファージは低下傾向を示していました。しかし検査をはじめて四ヵ月後の二〇〇五年二月には、マクロファージは大幅な上昇を記録しています。私にデータを提供してくれた医師によると、実はこのときにこの患者さんは、一時的にですが容態が改善しているのです。しかし、それもつかの間、翌月には再び症状は悪化に向かいます。そして、このときにはマクロファージも極度に低下しています。

私はこの患者さんを直接知っているわけではありません。しかし、医師の話にこのデータを重ね合わせると、この患者さんに何が起こったか、ある明確なイメージが浮かび上がってきます。これは後で詳しく述べますが、マクロファージを活性化するには、その人の心理状態が強く影響します。何としても生きたいという願い、心の働きがマクロファージの力を呼び覚ますのです。そのことから察するに容態が回復した二月には、この患者さんの希望につながる明るい知らせがあったに違いありません。それがマクロファージの活性化をもたらし、さらに容態の回復につながっていたのです。しかし、残念ながら、その希望はむなしく終わり、この女性は生きる気力をなくしてしまったのではないでしょうか。そう考えるとこのデータの変化にも納得がいくのです。

それから三ヵ月後の五月、この患者さんは再びマクロファージの回復とともに容態も一時的に改善します。しかし、翌月からマクロファージが大幅に減少をはじめるとともに、この患者さんも生気を失っていきます。七月四日にはマクロファージはほとんど皆無という状態に陥っています。そしてその一週間後、この患者さんは静かに息を引き取っているのです。

最近ではがん治療でもようやく免疫の働きが注目されはじめており、さまざまな健康食品による免疫療法、リンパ球を活性化して増強する活性リンパ球療法などの治療法が脚光を浴びています。しかし、進行がん、末期がんとなると、そうした「新しい免疫」には大きな期待は持てません。それよりも危機的な状態の中で、新たな生命の息吹をよみがえらせてくれるのは、もっとも原初的な防御細胞であるマクロファージなのです。

マクロファージの増加とともに容態が好転し、マクロファージの消失によって命が失われていく。前に私は、マクロファージは私たちの命そのものだといいましたが、このデータは、はからずもそのことを物語っているのではないでしょうか。

老婦人が暴走運転をはじめた

このようにマクロファージにはギリギリの状況で、最後の生命力を呼び起こす力が備わっています。しかし、それだけではありません。それ以外にもマクロファージには生命に直結した不思議な力が備わっています。そのことを物語る、あるひとつのエピソードを紹介しましょう。これはアメリカでじっさいにあった話です。

アメリカでは臓器移植が進んでいて、肝臓、腎臓などさまざまな臓器の移植治療が行われています。そんな中である老婦人が重篤《じゆうとく》な肝臓病に陥り、生体肝移植を受けることになりました。その際にドナーとなったのは、日本でいえば暴走族ともいうべきスピード狂の青年でした。その青年はスピードの出しすぎで事故を起こしてしまい、脳死状態に陥った結果、ドナーとして選ばれることになったのです。

青年の肝臓はうまく老婦人の体に適合し、移植手術も成功裡《り》に終了しました。そうして手術を終えた後、老婦人は再び生命をよみがえらせてくれた青年に感謝しながら、以前と同じ生活に戻っていったのです。ところがひとつだけ、老婦人に異変が起こっていました。アメリカは一部の都市を除けば、クルマなしでは生活できない国で、彼女もショッピングや友人に会いに出かけるときには、必ず自分でクルマを運転していました。ところが、その運転の仕方が、以前とはまったく変わっていたのです。

それまでは穏やかな性格そのままに、交通ルールを遵守《じゅんしゅ》した安全運転だったのが、手術の後では、ブンブンとアクセルを吹かせて、ときには信号無視も辞さない、さながら暴走族のような問題ドライバーになってしまったのです。まるで彼女の以前の肝臓の持ち主が彼女に乗り移ってしまったようではありませんか。

しかし肝臓という臓器が移植されたことで、なぜ穏やかな老婦人はスピード狂に変身してしまったのでしょうか。当然ながら肝臓には行動に影響を及ぼすような働きは見当たりません。ただひとつ、そこに棲息するマクロファージを除いては……。

実は肝臓にはクッパー細胞というマクロファージが大量に棲息しています。その細胞は肝臓の全細胞の三分の一にも達しているほどです。つまり肝臓を移植するということは、そこに存在するマクロファージを移植することでもあるのです。現在ではまだ肝臓のマクロファージに貪食機能以外にどんな役割があるかは、よくわかっていません。しかし、私は、そのマクロファージが彼女の変化に何らかの形で関与しているのは間違いないと思えてなりません。思い浮かぶだけでも、IL-1、IL-6、TNFx、IFNr……など、生体の活力を決定する多くの因子をもっとも多く産生しているのがマクロファージなのですから。

これはもちろんまだ、想像の域を脱する話ではありません。しかし、マクロファージには、人の行動を決定するような働きさえ潜んでいるかもしれないのです。もし私の想像が的を射たものであるならば、マクロファージこそは生命そのものという私の持論はさらに真実味を帯びることになるでしょう。

マクロファージの活性化で病気の予防ができる

ここまでこの本を読み進められて、なかには荒唐無稽に思われる読者もおられるかもしれません、それも無理はないでしょう。私自身も最初にマクロファージの持つ潜在力を知ったときには同じ思いを感じたものでした。しかし考察と研究を進めるにつれて疑念は自然に払拭され、確信へと変わっていきました。

じっさい最小限の食料で健康を維持している人たちを見ても、またギリギリの土壇場でがんを克服している人たちの例を見ても、マクロファージを抜きにしては、まったく何の説明も成り立ちません。もっとも素朴でもっとも目立たない原初の免疫細胞に、実は底知れないパワーが秘められているのです。がんをはじめとする病気に倒れ、生死の境に立たされたとき、何としてもその力を借りる必要があるでしょう。

と同時に、もっと日常的な健康維持のためにも、マクロファージの働きを活性化させることが大切なことはいうまでもありません。何といっても、免疫というかけがえのない防御システムを操っているのは、マクロファージにほかならないのですから。マクロファージが活発に働くことによって、私たちはがんをはじめとするさまざまな病気を予防し、健やかな毎日を送り続けることができるのです。

では、どうすればこの生命の根源ともいうべきマクロファージをうまく働かせることができるのでしょう。実は私たちは意識的な取り組みによって、マクロファージの働きを高めることもできるのです。次章ではマクロファージを活性化させるための具体的な方法、心得についても見ていきたいと思います。

第五章　究極の免疫力を再生させる

免疫力再生を活性化させるには

私たち人間の体には、さまざまな病気を自ら退けてホメオスタシスを維持しようとする自然治癒力が備わっています。その不思議な力は、その人が死ぬか生きるかという、文字どおり生命の危機に瀕したときにも現れます。人間には、最期の最期まで自らの生を保ち続けようとする力が備わっているのです。

そうした、いわば土壇場の治癒力、言葉を換えれば究極の免疫力の源として働いているのが、もっとも原初的でアメーバにもよく似た血液成分であるマクロファージであることは前に述べたとおりです。生体が危機的状態に陥り、リンパ球をはじめとする免疫機能が極端に落ちこむと、まるで何かのスイッチを入れたかのように突如としてマクロファージの働きが活発化します。そしてそのマクロファージが病気を退け、さらに体の働きのしくみをよりシンプルで無駄のないものに切り替えてくれるのです。そうして人はそれまでとは異なる新たな人生を歩みはじめることができるわけです。

とはいえ、このマクロファージによる究極の免疫力は、残念ながら、どんな場合にでも、また誰の体内でも作動するわけではありません。そのことはたとえばがんという病に侵された患者さんを考えればよくご理解いただけることでしょう。

同じ部位に同じ程度の進行状況のがんが見つかった場合でも、人によってその後の病気の進行はまったく違っています。がんが見つかった後、数ヵ月もしないうちに症状が悪化してそのまま不帰の客となる人もいます。そうかと思えば、同じ程度の症状だったのに、嘘のように病気を退けて以前以上に健《すこ》やかな暮らしを営んでいる人もいます。後者の場合は「究極の免疫力」が作動した結果であることはいうまでもないでしょう。

では、いったい何が最後の治癒力を作動させているのでしょうか。

そこで、もっとも重要な因子として浮かび上がってくるのが「心のありよう」あるいはその人の「生き方」ということです。

「心のありよう」や「生き方」などというと、きわめてあいまいかつ抽象的で、正確な判断基準にはなりえないと思われるかもしれません。たしかに最近になって流行しているエビデンス（科学的根拠）という概念からすれば、これほど不確かな因子はないでしょう。しかし末期がんから見事に生還した人たちや「食を断つ」ことで健康を維持している人たちの例など、究極の免疫力が働いている人たちを見ると、病気から立ち直る過程で必ず「心のありよう」が変容し、その結果として、その人はまるで生まれ変わったかのように新たな生き方を実践しているのです。

現在の科学ではまだ、心と体のつながりについてわかっていることはほとんどありません。しかし、危機的状況を脱出した人たちは、必ずまず心が回復し、そこから体の回復が始まっていています。見方を換えると、心のありようを前向きに変えることでマクロファージによる究極の免疫力を作動させているのです。もっとも、心のあり方という表現だけでは、いまひとつ不確かな印象が残るでしょう。そこで、あえて具体的に述べれば、自律神経反応や血流反応があとに続く体の変化かもしれません。

このことについてもう少し詳しく見ておくことにしましょう。

がんの恐怖で病状が悪化する

究極の免疫力と心の働きとの関係が、もっともはっきりと現れているのが、進行がんや末期がんから立ち直っている患者さんたちのケースです。

医師をはじめとして一般の人たちの多くが「がんは治らない病気」と考えています。じっさい、がんが見つかった後、なだれを打ったように容態が悪化をたどり、ついにはそのまま病に屈する人たちが少なくありません。

もっとも私自身は、がんはそれほどやっかいな病気だとは考えていません。もちろん、がんが他の病気に比べるとやっかいな性質を持っており、そのために治癒に長い時間がかかることは事実でしょう。しかし、私はすべての病気は自律神経の働き方のバランスの乱れに乗じて起こっており、そのバランスを是正することで治癒されると考えています。もちろん、がんもその例外ではありません。基本的にはがんも他の病気と同じように、治る病気だと私は考えているのです。

にもかかわらず、現実にはがんになった後、そのまま不帰の客となる人たちがあとを絶ちません。私はここでも「心の働き」が大きく影響していると考えています。ここでいう「心の働き」とはがんに対する不安、脅えなど、ネガティブな心理状況を意味しています。そして現在、医療現場で行われているがん医療の実態も症状の悪化に拍車をかけていると考えているのです。

具体的に見ていきましょう。

たとえば会社や地域などの定期健診で「がんの恐れがあるので要精査」などと診断されたとしましょう。それだけでその人は大きなストレスを受けます。「どうして自分ががんにならなければならないのか」「もしがんだったら効果的な治療法はあるのだろうか」「あと、どれくらい生きられるのだろう」などと、その人は自らの不運を呪い、また自分や家族の行く末を案じ、そのこと以外には何も考えられない状態に陥ってしまうことでしょう。

実はかくいう私自身もそうでした。

私は十数年前、大学の定期健診でがんの疑いがあるために「要精査」と診断されたことがあります。もちろん私自身、今は、がんは治る病気で、自分はがんになっても生還を果たすことができると確信しています。しかし、当時はそうではありませんでした。それにしても「がんかもしれない」と思うと心に重いストレスがのしかかりました。家族にも話せず、ストレスを一人でかかえ込んだことを思い出します。幸い精密検査の結果、がんは見つかりませんでしたが、そのときは検査の結果が気がかりで、食事もろくにのどを通らない状態に陥ってしまったものでした。

がんの疑いがあるというだけで、人はそれだけのストレスをこうむるのです。じっさいにがんであることが判明したときの心の動揺、不安は筆舌に尽くしがたいものがあるでしょう。当然ながら、そうしたストレスは体に深刻な悪影響を及ぼします。

具体的にいうと、強度のストレスを受けることで体が戦闘状態に入り、自律神経の働きが極端な交感神経優位の状態へと変わっていくのです。そして、その結果、末梢の血管が収縮し、血圧が上昇するとともに内臓の働きと免疫力も落ち込んでいくのです。

もちろん、そうした状態が数日、あるいは数週間といった期間で終われば、自律神経の働きはバランスを取り戻し、生体機能も元に戻ります。しかし、一度がんであることが判明すると、そのことによる不安、恐怖はそのまま持続していきます。つまりがん患者は強度のストレスを絶えず受け続ける状態になるのです。そうしてストレスを受け続けることで、病気はさらに悪化へと向かっていくのです。

患者の心身に打撃を与える現代のがん医療

そして、そこに免疫力をさらに低下させるさまざまな医療が重なります。

がんが見つかった後も患者さんには細胞診や内視鏡検査、さらにはCTやMRI(Magnetic Resonance Imaging：磁気共鳴画像法。核磁気共鳴現象を利用して生体内の情報を画像化する方法）による検査など、さまざまな検査が行われます。そうした検査はそれ自体が患者さんの体に負担を強いるものですが、それだけでなく心にも影響を及ぼします。さまざまな検査が行われるたびに患者さんは「検査の結果はどうだろうか」「もし検査で悪い結果が出たらどうしよう」と不安を募らせます。そうした不安がさらに大きなストレスとなって体にも悪影響をもたらすことになるのです。

そしていよいよ治療です。

現代医学では外科手術、抗がん剤による化学療法、放射線治療ががんに対する三大治療とされていますが、これらはいずれも患者さんの体に強い負担を強いるものばかりです。

その中でも、もっとも患者さんの心身の状態を著しく落ち込ませるのが抗がん剤治療です。

抗がん剤というのは、わかりやすくいえば増殖の激しい細胞を対象に攻撃をしかける薬剤で、がん細胞だけでなく、たとえば骨髄の幹細胞などの正常細胞も死滅させる作用を持っています。その結果、抗がん剤治療を行うと、免疫をはじめとする生体機能は極端に落ち込みます。抗がん剤治療は多くの場合、疲労感、嘔吐、食欲不振など厳しい副作用をともないますが、それは体に対する負担の大きさを端的に物語っているといえるでしょう。じっさい、この三月にもある病院で医師が二週間に一度の割合で抗がん剤を投与するのを一週間に二度の割合と勘違いして投与したことから、患者さんが死亡した事件が問題になりましたが、抗がん剤の使用には、それほどの危険があるのです。またそうした身体面への影響とは別に、抗がん剤使用にともなう副作用の苦しさも患者さんの心を苦しめます。

もちろん体にメスを入れる外科手術、患部に放射線を照射する放射線治療も、抗がん剤ほどではないにせよ、患者さんの体に免疫力低下をはじめとするさまざまな弊害をもたらします。たとえば外科手術では、以前ほどではないにせよ、拡大手術としてリンパ節の廓清術が行われることがありますが、これは生体の免疫力低下に直結します。

このようにがんという病気になると、患者さんは心身ともに痛烈なダメージを受け続けることになるのです。そんな中で患者さんの体の機能は極端に落ち込み、本来、がんと闘うべき免疫力も極端に落ち込みます。そして、そうしたダメージがもたらされ続ける結果、ついにはかけがえのない命を落としてしまうのです。研究仲間の真柄俊一医師の最新のデータはさらに衝撃的です。そのデータには、放射線治療は抗がん剤よりもさらに免疫抑制の力が強いことが明らかになっているのです。

がんがあってもかまわない

一方、そうした多くの患者さんとは対照的に、病院からさじを投げられるまでに症状が進んでいるにもかかわらず、自力でがんからの生還を果たしている人もいます。いうまでもなく「究極の免疫力」をうまく作動させている人たちです。彼らはいったいどのように、この不思議な力を作動させているのでしょうか。

前にも簡単にふれましたが、かつて九州大学付属病院心療内科に在籍し、大阪府ＰＬ病院で病院長を務められていた故・中川俊二氏は昭和四七年、自らが胃がんになったことを契機に、がんの自然退縮例を調査しておられます。ここではその中川氏の著書から一～二の事例を取り上げてみたいと思います。

福岡市に在住していたＡさん（発病時三〇歳、女性）に胃がんが見つかったのは昭和四一年三月のことでした。下血、貧血、腰痛、胸部圧迫感などの症状に加え、食欲不振で体がやせ衰えてきたため病院を訪ねたところ、胃がんであることが判明したのです。当時、Ａさんは三〇歳の若さ。当然のこととして治療法は外科手術が選択されました。しかし手術のために開腹すると、Ａさんの症状は予想をはるかに上回る段階にまで進行していることがわかりました。腹膜のリンパ節に親指大の腫瘍がいくつも見つかり、さらに腸間膜のリンパ節にも転移が進んでいたのです。今でいうスキルス性の胃がんだった可能性もあるでしょう。

それはともかく、そこまで症状が進んでいては、とてもすべての腫瘍を取り除くことはできません。そこで原発部位である胃の三分の二を切除し、残った胃と十二指腸をつなぐ姑息手術（間に合わせの手術）が行われ、リンパ節に転移した腫瘍はそのまま残されることになりました。医師の見立てはよくもって余命三ヵ月。予後が悪い場合は一ヵ月で最悪の事態が訪れる可能性もあるというものでした。

しかし、Aさんはそうした危機的状況を軽々と乗り越えていきます。退院後、一時期は貧血に苦しめられたものの、医師から宣告されていた余命期限の三ヵ月を過ぎた頃から、逆にAさんには活力が満ち溢れてきたといいます。そうして中川氏がインタビューを行った昭和四九年になっても、家業の化粧品店の経営と主婦業を両立させながら、健康そのものの毎日を送っていたのです。ちなみに手術の数年後に行われた検査では、胃の縫合部の粘膜も平坦でがんを思わせる陰影はまったく見つかりませんでした。Aさんは見事にがんの自然退縮を果たされていたのです。

Aさんは中川氏のインタビューに対して、信仰があるためにがんは怖くなかった、むしろがんになっても命を助けてもらったことで、神様に対して感謝するようになり、それまでは頑固だった性格が変わったと答え、さらに「がんがあってもいいじゃないですか。必要だからあるんですから。私はがんを拝みこそすれ、排斥しようなんてさらさら思いません」と話しています。こうしたAさんの、がんを恐れず、逆にそのことを前向きに捉えて残された日々を感謝の気持ちを持って生きる心のありようが、がん克服につながっていることは間違いないでしょう。またひとつ付け加えれば、宗教という生きがいを持っていたこともAさんの回復にはプラス要因として作用したことでしょう。このようながんの自然退縮症例は中川氏の師である池見酉次郎博士によっても多数報告されています。昭和四〇年代はがんは自然に治ることも多いという事実が広く認識された時期でした。しかし、残念なことに、同時に昭和四〇年代は新しい抗がん剤の発展期でもありました。そして、がんの自然退縮の研究は抗がん剤開発の勢いの波にのまれて先細ってしまったのです。今、振り返ると、この時期にきちんと心と体の関係について踏み込んだ研究が行われるべきだったのかもしれません。

生き生きとした生活を送ることでがんが自然消滅した

もう一例、中川氏の著書から見ておきましょう。

大阪市のある印刷会社に勤務していたMさん（発病時六〇歳、男性）は昭和四九年の九月、胸に不調を感じて、阪大病院を受診、精密検査を受けた結果、左の肺上部に六・八×七・八センチと広範囲にがん特有の陰影が発見されました。さらに顕微鏡検査を行うとその陰影が未分化の扁平上皮がんであることが判明しました。腫瘍の広がりから手術は不可能と判断されたため、Mさんには放射線治療しか行われず、余命もごく短いものと考えられていました。

Mさんは真面目一方の働き者で、遊びや道楽にはまったく関心がありませんでした。性格は内向的で、腹が立つことや不愉快なことがあっても、決して感情を表面に出すことがありません。しかし、内面では人の好き嫌いが激しく、そのため常に心の葛藤を抱えていたといいます。

そうしたMさんの生き方が、がんになったことによって大きく変わります。死ぬ間際になって悔いを残すことのないように、やりたいことをやり、その日その日の生活を精一杯楽しもうと考えるようになったのです。それからは製本の仕事に励むだけでなく、家族とともに暮らしを楽しみ、また、花づくりなどの趣味も持つようになりました。もちろん以前のように人を恨むこともなくなりました。

そうしてがんが見つかった後、Mさんは以前とはまったく異なる心境で、生き生きと日々の暮らしを楽しむようになりました。すると不思議なことに体調もずっとよくなってきたのです。じっさい年を追うごとに症状も回復していきました。手術の六年後に行われた検査では、肺の陰影はずっと小さくなり、さらにその後に行われた検査では陰影そのものがすっかり消失しているのです。前のAさんのケースもそうですが、Mさんの場合も、心の働きによって、がんが自然消滅しているのです。

腹をくくることで回復軌道に乗った

中川氏は一四年にわたって、六九件に及ぶがんの自然退縮例を収集し、じっさいに患者さん自身に話を聞くなど、精緻な調査を行っています。そして、そうした調査の結果として、がんの自然退縮には心の働きが大きく影響していると、結論づけておられます。

もちろん同じことは私がこの本の冒頭で紹介した四つのケースにもあてはまります。その中で肝臓にも転移していた前立腺がんと十数年にもわたって共存している伊藤勇さんのケースをもう一度、振り返っておきましょう。

がんが見つかるまでの伊藤さんは自他ともに認める仕事人間。商用以外では海外旅行に出たこともないほどで、自らが仕事に没頭することが家族の幸せにつながると信じきっていました。しかし、がんが見つかった後、そうした伊藤さんの生き方にははっきりとした変化が現れます。医師にがんと宣告され、余命いくばくもないことを知らされた伊藤さんは孤独の中で悲哀の念にかられます。病院からの帰り、あてもなく一人公園をさまよう姿は伊藤さんの哀しみを象徴しています。しかし、伊藤さんは自らを叱咤激励し、そうした落ち込みから見事に立ち直っているのです。

同じ死ぬのなら、残る者に迷惑をかけることのないよう、きれいに死んでいこう——そう腹をくくった伊藤さんは自らの身辺整理に取りかかります。信頼できる人物に会社を売り払い、家族に負担がかからないように葬儀の段取りまで自分で済ませ、寺に頼んで法名まで決めてしまっていたほどでした。そうして身辺の整理が終了したとき、伊藤さんはそれまでに経験したことのないすがすがしい気持ちになっていたというのです。

そしてそのときを境に伊藤さんには、激しい生への希望が湧き起こってきました。病床の壁に「よくなる　よくなる　きっとよくなる　ずんずんよくなる　すっかりよくなる」と書いた紙を貼り付け、毎朝、腹式呼吸をしながら何度も何度もその言葉を唱え続けていたそうです。そうして、それからというもの伊藤さんは、現代医学に依存する医師から見れば奇跡としか思えない回復を見せはじめます。手術や抗がん剤などの治療は一切行わず、ホルモン補充療法だけで肝臓や腹膜にまで転移した末期の前立腺がんが完治しているのです。

もちろん私にいわせれば、伊藤さんの回復ぶりは奇跡でも何でもありません。心のありようを変え、生き方を変えることで、生体のしくみを変えるスイッチが作動します。伊藤さんの場合は、生への執着を断ち切り、欲得を捨て、感謝の気持ちを持つことで、そのスイッチを切り替えることに成功しているのです。

中川氏の著書にもありますが、アメリカ、ニューヨークの著名医師、ゴダード・ブスはそうした心の変化、生き方の変化を「実存的転換」と呼んでいます。その言葉の意味について、同じ著書で中川氏はこう要約しています。

「実存的転換とは、これらの（がんになった）状況を克服して心機一転し、新しい対象を発見し、満足感を見出し、生活を是正するとともに、残された生涯の一日一日を前向きに行動しようとするあり方である」

この言葉は伊藤さんの回復プロセスに見事に符合しています。

一般的にがんという病気は身体的な側面だけでなく、精神面、社会面、そして霊的な側面でも、その人を落ち込ませるといわれています。とすれば、ブスのいう「実存的転換」とは、精神面、社会面、そして霊的な側面から、その人に影響をもたらすものでしょう。そして、それが結果的に身体の働きをも活発化させるのです。

もちろん、ここでいう身体の働きとは、マクロファージの活性化による生体のしくみそのものの変化にほかなりません。他の誰でもない、患者さん自身の「生きよう」とする気力が、すべての生物の生命の根源ともいうべきマクロファージの潜在力を呼び覚ます結果につながっているのです。心の持ちようとマクロファージをつなぐかけ橋が、自律神経、循環、体温というからだの基本を成す調節系や機能でしょう。次からはこの問題に踏み込んでみます。

ようやく始まった心と体の関係についての研究

では、こうした心の働きと免疫をはじめとする体の働きとの間には、どのような相関関係が働いているのでしょうか。前にもいったように、残念ながら現代の科学では、心と体の働きとの関係については、ほとんど解明されていなかったのが実情です。

最近ではようやく心と体の関係について、関心が持たれはじめており、たとえば岡山すばるクリニックの伊丹仁朗医師が「笑い」によってNK細胞が活性化されることを報告し、また、筑波大学名誉教授の村上和雄氏が心の持ちようによって、それまで眠り続けていた遺伝子が働きはじめるという「遺伝子オン・オフ理論」を唱えておられます。しかし、病院などもっとも肝心な臨床の現場では、まだまだ心の働きが、免疫など体の働きに直結していることは認識されていないのがじっさいのところです。

私自身についていえば、新潟県在住の福田稔医師とともに、一〇年以上も前から心と自律神経、そして自律神経と免疫をはじめとする体の働きとの関係について研究に取り組み続けています。その結果、ストレスによる心の変化が、自律神経を介して体に悪影響を及ぼす結果が病気につながっていることを突き止めました。もちろんがんもその例外ではありません。私は以前から「がんは心や魂の病気だ」といっていますが、それもそうした研究成果によるものです。しかしその私にしても「死ぬか生きるか」という土壇場の段階での心の働きとマクロファージの活性化については、まだ正確な関係はつかめていないのがじっさいのところです。

ただ、この場合でも自律神経の働きが何らかの形で関与しているのは間違いないでしょう。これまでの私たちの研究で、自律神経の働きが交感神経優位に傾くと、リンパ球の中の顆粒球《かりゅう》が増加し、逆に副交感神経が優位になると、リンパ球が活性化されることがわかっています。マクロファージは体の機能が低下して、顆粒球もリンパ球も産生されなくなったときに、自律神経による何らかの働きかけによって、活性化されると思われます。とはいえ、そこにどんなしくみが介在しているのか、正確なメカニズムの把握はこれからの研究課題です。さらに、自律神経の強い影響下にあるのが循環系と体温です。ここに未来の研究の方向性があるように感じています。たとえば、おびえという心の働きは、交感神経優位の状態を導き、循環障害をもたらします。循環障害は低体温をつくるので、確実に代謝が抑制され、その結果、DNA↓RNA↓たんぱく合成の系が阻害されます。これが遺伝子のスイッチOFFであるといえるのかもしれません。

ともあれ、これまでに行われている学問的な報告、さらに私自身の経験からいっても、ブスのいう「実存的転換」が、マクロファージの活性化を促《うなが》し、がんの自然退縮を実現させていることは間違いないでしょう。

では、じっさいにがんをはじめとする危機的状況を打開し、病気を克服するためにはどのように心を保てばいいのでしょうか。その前に、よくいわれる「がんになりやすい心のありよう」について、見ておきたいと思います。

「いい人」ほどがんになりやすい

数年前にアメリカの精神科医、リディア・テモショックが著した『がん性格―タイプC症候群』という本が話題になったことを覚えておられる人もいるのではないでしょうか。その本の中でテモショックは「がんになりやすいタイプ」として、生真面目で感情表現が苦手、そのためにストレスをためやすい性格を指摘しています。もっとも、この報告ではごく一部の種類のがんしか取り上げられておらず、加えて症例数も限られていることもあり、さまざまな反論が行われたものでした。

私自身も、じっさいにがんになりやすい性格というものがあるのかどうかはわかりません。しかし、この本の第二章でもお話ししているように、これまで多くのがん患者と接してきた経験から、がん患者にはいくつかの共通項があることはわかっています。その共通項はテモショックの指摘に見事なくらいにピタリと重なります。もちろん、これは私だけではなく私とともに自律神経を中軸とする免疫療法の治療、研究に取り組んでいる医師たちの多くが、実感として理解していることです。

具体的にその共通項を見ると、もっとも重要な要素として、男性の場合は働きすぎ、女性の場合には家庭や人間関係などで心の悩みを抱えていることがあげられます。言葉を換えれば「頑張り屋」「心配性」といってもいいでしょう。また多くの場合はそこに完全主義、内向性、責任感の強さといった性格傾向も加わります。いってみれば職場や友人間で「いい人」といわれている人ほど、がんになりやすいといってもいいかもしれません。

こうしたタイプの人たちは、生真面目で自らの周囲に起こったトラブルを何でも自分の問題として抱え込んでしまいがちです。そして、そのトラブルが起こったことを自分の責任と考え、それを解消するためにやみくもに頑張り、自分を責め苛《さいな》んでしまうのです。それでも他の人にそうした問題、悩みを打ち明けることができればいいのですが、性格そのものが内向的で感情表現が苦手なために、問題を自分の内にため込み続けます。そうして仕事や悩みにとらわれる結果、その人はいつしか自分本来の生き方を見失い、人生に対する希望、他の人に対する感謝など、前向きな気持ちが失われてしまいます。

もちろんその一方で、仕事や悩みによるストレスが増大し続けています。こうした人たちの多くは気分転換が苦手で、うまくストレスを発散させることができません。そうして、そのストレスが極限状態に達したときに、自律神経の働きが破綻し、生体を守る白血球が極度に減少してがんという病気が起こっているのです。

「究極の免疫力」を活用するには

がんを克服するには、何よりそうした心のありようや生き方を是正することが大切です。働きすぎを改め、悩みに縛られないよう、心をゆったりと保つ生き方が何よりも求められます。そうしてストレスを抑え、日々の生活を楽しむことで、自律神経の働きは自然と是正されていきます。そこに食生活をはじめとする生活全般の改善を加えることで、がんを抑えることもできるのです。そうして生活が変われば、やっかいな再発の不安もずっと小さくなっていくものです。私は常々、病気にかかることは生活に無理があることのサインで、生活を見直すためのチャンスでもあるといっていますが、それもそのことによるものです。

もっとも、がんがさらに悪化して、進行期、さらに末期まで症状が進むと、ストレスを抑えるだけでは病気を抑えられません。こうした段階では、がんと闘うべき免疫力は極端に落ち込んでいます。がんを抑えるには、究極の免疫力であるマクロファージの力を借りなければなりません。そのマクロファージを活性化するには、心のありようや生き方を本質的に転換する必要があるのです。そのためにはどうすればいいのでしょうか。

というと、何か、とても難しいことをしなくてはならないように思われるかもしれません。しかし、実はそうではありません。これまで見てきた実例からもわかるように、死ぬか生きるか、という瀬戸際で「究極の免疫力」を活用するためのポイントはただ一点。個々の患者さんが自分本来の生き方を見つけ、その生き方を実践するということです。逆にいえば、がんをも克服できる生き方こそが、その人本来の生き方であるということもできるでしょう。

もちろん、本来の生き方というのはその人、その人によって違っています。とはいえ、これまでの事例を見ると、その中に誰もに共通するいわば普遍的なポイントが潜んでいるようにも思えます。

たとえば中川氏の報告にあるAさんの場合は、がんでありながらも命を永らえたことに感謝し、以前にもまして宗教活動に熱心に取り組んでいます。またMさんのケースでは、感情を表面に出さず、仕事一筋に生きてきたのを、家族とともにゆったりと日々の暮らしを楽しむようになっています。私が話を聞いた伊藤さんの場合には、やはり仕事一筋の生活を同じがんという病を持つ仲間とともに楽しみ、さらにがんに苦しむ人たちに自らの経験を話し、がんとともに生きぬくための支援にも乗り出しています。

こうしたケースを見ると、私にはまず、がんに負けないという気持ちを持つこと、そして生きていることそのものに感謝の念を持って、人生に新たなやりがいを見出すこと、さらにもうひとつ家族や仲間とともに生きる気持ちを持つことが、とても重要なことのように思えます。あるいは、これらは自分本来の生き方を探るうえで、誰もに共通する本質的かつ根源的な要素といえるのかもしれません。

す。

心を解き放ち、新たな生き方を獲得する

もっとも、そのことをふまえても、やはり、じっさいの生き方はその人、その人によって違っているものです。では危機的状況に陥ったとき、どう新たな生き方を模索すればいいのか。その点で、ひとつの手法として提案したいのがライフ・レビュー（回想）ということです。

ライフ・レビューというのは、その名称からもわかるように、それまでの半生を振り返り、自らが歩んできた足跡をたどることで、自分という人間を見つめなおす作業を意味しており、すでに一部の病院などでは、がん患者に対する心のケアとして取り入れられているものです。精神科医やカウンセラーとの対話を通して、患者さんは自らの足跡をたどりなおします。より具体的には、仕事や家族をモチーフに嬉しかったこと、楽しかったこと、逆に腹立たしかったこと、無念だったことを洗いなおします。

そうして過去のさまざまな出来事と再び対峙し、患者さんは自らの歴史を再認識することで、自分自身に対して自信や誇りを持てるようになります。その結果、自らの新たな人生の方向性が浮かび上がってくるのです。

もちろん、この作業は単独で行うことも可能です。しかし、他の人との対話を通して行うほうがより高い効果が得られるでしょう。

これまで多くのがん患者と接していて、私には危機的な状況に陥ったとき、人は自分の殻の中に閉じこもりがちなことがわかっています。私は心理学の専門家ではありませんが、そうした孤独な状況の中では、新たな生を見出すための活路もなかなか開けてはこないようにも思います。新たな生き方を獲得するには、何よりまず、自らの心を大きく解き放つ必要があるでしょう。会話を通して、自己を表現することには、そうした側面での大切な意味も含まれているように思われます。もしこのような私たちの「魂の自立」とも言うべき心境を得たならば、先に述べた自律神経、循環、体温のシステムへの好ましい影響により代謝が促進され、休んでいたDNA→RNA→たんぱく合成の流れも再開するように思います。いい換えると村上和雄氏の提唱する遺伝子のスイッチONかもしれません。

ともあれ、まずは自分自身をそして自分が歩んできた人生を見つめなおすこと。ブスのいう「実存的転換」がそこから始まることは間違いないでしょう。そして、その作業の成果として、マクロファージによる究極の免疫力が作動することになるのです。

もっとも、そうはいっても、この本を読まれている人たちの多くは、できることならこうした究極の免疫力に頼ることのないよう、毎日を健やかに暮らしていきたいと思われていることでしょう。そこで次章では病気を未然に防ぐための生活術について述べてみたいと思います。実はそれが土壇場でのマクロファージの活性化につながっていくのです。

第六章　日常生活で免疫力を高める方法

生体の危機を救うマクロファージ

ここまで見てきてわかるように、私たちの生命は、免疫を担う白血球の中でも、もっとも原初的で、「何でも屋」ともいうべき存在のマクロファージによって支えられています。がんをはじめとする難病に倒れたとき、また現実の私たちの生活では考えにくいことですが、何らかの原因で食糧を手に入れることができず飢餓状態に陥ったような場合など、生体が危険な状態に陥ると、それまでは眠っていたマクロファージの働きが突如、活性化されて、生体を危機から脱出させてくれるのです。そのことを考えるとマクロファージの活性化は健康な生活を永らえるための決め手といってもいいでしょう。

もっとも、そうはいっても、なかには「現在の自分は健康だから、危機状態に陥った話などピンとこない」という人もいるかもしれません。

しかし、じっさいのところはそうともいいきれません。今、自分では健康と思っている人でも、実は気がつかないうちにがんをはじめとする病気が忍び寄っていることも考えられるし、また、現段階では健康に何ら問題はないとしても、ストレスなどの問題から体の調子に突然、異変が起こることも考えられないわけではありません。何より、マクロファージを活性化することは、日々の健康維持という点でも、とても重要な意味を持っているのです。マクロファージの働きを高めることで、私たちは心身ともに健《すこ》やかな暮らしを営み、さらにがんをはじめとするやっかいな病気を予防することもできるのです。

では、具体的にマクロファージのどんな働きが日常の健康づくりにつながっていくのでしょうか。ここではまず、そのことを詳しく見ていきたいと思います。

免疫機能の司令塔

私たちが健康を保つうえで、もっとも重要な体のしくみとして免疫システムがあることは前にいったとおりです。マクロファージはその免疫システムの原点ともいうべき存在です。そのマクロファージを活性化すれば、当然のこととして免疫全体の働きを高めることもできるのです。では、その免疫とマクロファージはどのように連動しているのでしょうか。そのことにふれる前に、まずは簡単に免疫の働きそのものについておさらいしておきましょう。

免疫システムの中心となっているのは、白血球と呼ばれる血液成分で、白血球はさらに顆《か》粒《りゅう》球（好中球）、リンパ球、そしてマクロファージ（単球）などに分類され、それぞれ異なる役割を担っています。具体的にいうと、顆粒球は生活の中でありがちな擦り傷、切り傷などで雑菌が侵入したとき、比較的大きな細菌が侵入したときに働き、リンパ球はさらに小さな細菌やウイルスなど微細な異物の侵入に対応します。

そのリンパ球の中でもB細胞やT細胞の多くは、特定の異物に対応する高度な働きを示します。一方、同じリンパ球でもNK細胞や胸腺外分化T細胞のように、進化が遅れているものは、異物を無差別に攻撃する性質を持っています。これらの細胞の働きは体外から侵入した異物よりも、むしろ、がん細胞など体内で生じた異常細胞を攻撃することに重点が置かれています。

そして最後にマクロファージですが、一般的には、この細胞は異物を貪食《どんしょく》してその異物の一部を提示して、リンパ球に異物侵入のサインを送るとともに、顆粒球やリンパ球が働いた後の残骸を処理するいわば掃除屋としての役割もあります。こうした多様な役割があるために、マクロファージは免疫システムのいわば「何でも屋」と考えられているのです。しかし、実はそれだけではありません。これも前にいったとおり、マクロファージは免疫システムを統合して効率よく働かせる司令塔としての働きをも担っているのです。

ひとことで免疫といっても、実は多様な細胞がそれぞれ異なる役割を引き受けることによって成立しています。こうした複雑なシステムを効率よく働かせるには、各細胞が程よい比率で存在し、システム全体のバランスが整えられていることが不可欠の条件です。

実は、その重要な役割もマクロファージが担っていると私は考えているのです。

すでに述べたように、私たちの体のすべての働きは自律神経によってコントロールされています。免疫システムもその例外ではなく、自律神経の中の交感神経が過剰に働くと、白血球の中の顆粒球が増加し、逆にリンパ球は減少傾向に向かいます。一方、副交感神経が優位になると今度はリンパ球が増加して顆粒球が減少に向かいます。これらはいずれも、生体にとっては好ましい状態ではありません。とくに顆粒球が過剰な状態が続くと、体内の活性酸素が増加して、さまざまな器官の粘膜、さらには細胞内の遺伝子が損傷され、さまざまな病気が起こります。もちろんがんもその例外ではありません。

そうした白血球の中で唯一マクロファージは交感神経にも副交感神経にも影響されない中立的な性質を保っており、さらに免疫全体を統御する働きを担っています。そうした性質、働きから、白血球が顆粒球優位、あるいはリンパ球優位に傾きかけるとマクロファージがそうした傾向を抑えにかかります。つまりマクロファージには白血球のバランスを整えて、体内の免疫力をベストの状態に保とうとする働きがあるのです。

たとえば自律神経の働きが交感神経優位の状態で続くと、まるで振り子がバランスを整えるように、今度は副交感神経優位に傾いていきます。その結果、白血球のバランスも整えられ、私たちは健康を維持しているのです。あるいは、そうした自律神経のリズミカルな働きにもマクロファージが、何らかの形で影響を及ぼしているように私には思えてなりません。

生命維持に直結する原初細胞

さらにもうひとつ、マクロファージにはそのときどきの体の状態に応じて、同じ生体内の異なる細胞としての性質を発揮する自在性があることも見逃せません。

前にいったとおり、私たちの体内のさまざまな組織はマクロファージが進化してつくられています。白血球はもちろんのこと、赤血球しかり、血管の内皮細胞しかり、腎臓をはじめとする内臓もまたしかりです。そうした進化の過程で起こった細胞の変化が、実は私たちの体内で、今も絶えることなく行われ続けていると私は考えているのです。

私たちには生まれながらにして治癒力や適応力が備わっており、体に何らかの異変が起こった場合には、さまざまなシステムが働いて、体を同じ状態で保とうとするホメオスタシスと呼ばれる機能が維持されます。しかし、ときには何らかの原因で生体システムがうまく働かないこともあります。そうした場合にマクロファージが機能不全に陥っているシステムに取って代わって、生体のホメオスタシスを維持しようとするのです。

たとえば体内でカルシウムが不足している場合がいい例です。カルシウムは過剰になると血圧を上昇させ、動脈硬化を引き起こすことがよく知られていますが、不足した場合には細胞の物質交換がうまく行われなくなり、生体の新陳代謝が衰えます。そうした場合にはマクロファージが破骨細胞に変化して骨の一部を破壊します。そうして血管を通して不足しているカルシウムを補おうとするのです。

また、ちょっとニュアンスは異なりますが肥満という現象も同じようなケースとして考えられるかもしれません。

肥満が起こる正確な細胞メカニズムは現在でもまだわかっていません。ただ、食べすぎや運動不足によって体内のエネルギーが過剰になり、脂肪細胞が増殖することで肥満が起こることは間違いありません。実はこの場合にも、マクロファージが脂肪細胞に変化して過剰なエネルギーを吸収しているのではないかと私は考えているのです。

さらに、こうしたケースとは逆の場合もあります。深刻な病気にかかるなどの原因で、生体内のマクロファージが不足しているケースです。

たとえば痛烈なストレスをこうむった場合、あるいは肉体的に極度に疲労している場合には血尿が出たり、あるいは涙に血が混じる血涙が生じることもあります。こうした場合は生体内に生じた異変によってマクロファージが不足していると考えられます。そのために、もともとはマクロファージだった末梢の血管の内皮細胞が、不足を補うためにマクロファージにいわば「先祖がえり」しているのです。そうして末梢血管の内皮細胞の一部が脱落した結果、血管が破れて出血が起こっていると私は考えているのです。

おそらく、ここでとりあげたマクロファージの働きは氷山の一角にすぎないことでしょう。現段階では知られていませんが、生命の根源ともいうべきマクロファージは、他にもさまざまな側面で私たちの健康を守る重要な役割を果たしているに違いありません。

残念なことに現在の免疫学は、一部のリンパ球を中心とする進化した免疫システムばかりに目を奪われ、もっとも原初的な免疫細胞であるマクロファージに目が向けられることはほとんどありません。しかし、原初的な細胞であるからこそ、実はマクロファージが生命維持に直結する重要な役割を担っているのではないでしょうか。少なくとも私はそう考えるのが自然だと思っています。

もちろん、私自身はこれからもマクロファージに象徴される「古い免疫」について、研究と考察を深めていくつもりです。その過程で現在はまだ知られていないマクロファージの役割も浮かび上がってくることでしょう。

東洋医学の科学的アプローチ

ここまでの説明で免疫システムの「何でも屋」が、実は生命の根源ともいうべき役割を担っており、そのマクロファージを活性化することが日々の健康維持につながっていくことがご理解いただけたと思います。ではどうすれば、このマクロファージを活発に働かせることができるのでしょうか。

そこでまず考えたいのが、生体がどのように維持されているかということです。

私たちの体は六〇兆個もの細胞によって形成されています。もちろん、それらはばらばらに存在しているわけではありません。個々の細胞が互いに密接に連動し合いながら働いています。もちろん、同じことは内臓、血管、骨格、筋肉などの組織単位で生体を捉えた場合にもあてはまります。そうした個々の細胞、あるいは組織を統御しているのが、生体内のさまざまなネットワークです。

私たちの体内では、外部環境から酸素や栄養を取り込んでエネルギーを発生させるエネルギー産生系、また、さまざまな情報を伝え合う神経系、体を防御する免疫系、さらにはホルモンなどの物質によって体の働きを活性化する内分泌系など、いくつものネットワークが異なる役割を持って働いています。といっても、それらのネットワークは独立して働いているわけではありません。それらは互いに密接に連動し、そのときどきの体の状況に応じて的確に働き続けています。だからこそ、私たちは日々、健康を保てているのです。

こうした生体全体を一個のシステムとして捉える考え方は、実は東洋では伝統的に受け継がれてきたもので、対症療法を中心とする西洋医学とは本質的に異なっています。

現代医学の中核となっている西洋医学では「心は心、体は体」としたデカルトの二元論が基盤とされており、そのために体の各器官はあたかもそれ自体が独立して存在しているかのように考えられています。だからこそ痛みなどの症状が出ている器官に焦点をあてて治療する対症医療が発展したともいえるでしょう。

一方、東洋では生体は心も含めて全体として捉えられてきました。そのために病気についての視点も西洋医学のそれとはまったく異なっています。病気というのはその人の全体にゆがみが生じており、それが一部に突出して現れる現象として考えられてきたのです。ちなみに、こうした東洋医学の理念は私たちの考え方にピタリと重なります。

ところで、そうして生体を一個のシステムとして捉えると、その全体を統御するシステムがあるはずです。たとえば東洋医学でいうところの「気」、あるいはその通り道となっている「経絡」というのは、そうした統御システムを指した概念といえるかもしれません。もっとも科学的な見地から考えると、「気」や「経絡」というのは、きわめて漠然としたところがあるのも事実です。

私たちは東洋医学に共通する視点から、より科学的なアプローチによって、生体を統御するシステムを突き止めました。それが自律神経と呼ばれる神経系統システムです。ちなみにここで「私たち」というのは、この研究が、パートナーである新潟の福田稔医師をはじめ、現代医学に疑問を持つ多くの医師の協力に支えられたことによるものです。

マクロファージ活性化のポイント

さて、それでは自律神経はどのように生体を統御しているのでしょうか。

私たちは日々の暮らしの中で気候条件、仕事の進捗状況、人間関係などさまざまな外部環境に接しており、そのときどきの状況変化に応じて体の状態を変化させながら、生体を維持しています。自律神経はそうした外部環境の変化を受けて、自らがその働きを変化させることで生体内の他のネットワークに情報を伝え、さらにそうしたネットワーク間の調整をはかりながら生体全体を維持、統御しているのです。言葉を換えれば生体のすべての組織、ネットワークは自律神経の統御のもとに働いているのです。もちろん免疫システムもその例外ではありません。

具体的に見てみましょう。

体内にがんが生じた場合を仮定してみましょう。がんができると、当然ながら、体のその部分の働きは低下します。その情報が自律神経に伝えられ、自律神経は交感神経優位に傾きます。そして、その変化に対応してさらに免疫システムが生体内の異常を察知するために作動することになるのです。もちろん、そのときにはマクロファージが免疫システムの内側から、さまざまな白血球を統御しています。

こうして見ると生体全体をコントロールする自律神経、一方、細胞レベルで免疫をはじめとする体のさまざまなしくみを支えているマクロファージ。両極にある二つの異なる体のしくみによって、私たちは日々の健康を維持していることがわかります。全体と部分の両面に私たちの健康を支えるしくみが働いているのです。まだ私の研究でもわかってはいませんが、この両者には何か特別な関係があるのかもしれません。

そのことはともかく、体の個々の部分を活性化するには、何よりまず体全体のシステムを正常に保つことが前提となります。もちろんマクロファージもその例外ではありえません。その意味ではマクロファージを活性化するには、何よりまず、自律神経の働きを整える必要があるわけです。そうして免疫全体が活性化される中で、マクロファージの働きも高められていくのです。ではそのためには私たちはどうすればいいのでしょうか。以下、日常生活の中で、免疫力を高めマクロファージを活性化させる具体的なポイントをあげておきましょう。

ポイント1　生活を見直してストレスをコントロールする

さまざまな外部要因の中で、自律神経の働きにもっとも強い影響を与えているのが仕事や人間関係によって生じるストレスです。

もちろんストレスは必ずしもマイナス要因として作用するわけではありません。ストレスという言葉には、それ自体でネガティブな響きがありますが、実はストレスは生きていくうえでの「はり」や「やりがい」にもつながっています。「ストレスは人生のスパイス」という有名な言葉もあるように、ストレスがまったくない生活など、退屈でとても耐えられないものでしょう。

しかし、ストレスがある一定のレベルを超えると、生体にさまざまな、深刻このうえない影響をもたらすのも事実です。過剰なストレスを受け続けると自律神経の働きが交感神経優位に偏り、顆粒球が増大してリンパ球やマクロファージが相対的に減少するのです。逆もまた真なり。ストレスがあまりにも少なすぎる場合には副交感神経の働きが過剰になり、リンパ球が過剰に増加して、今度は顆粒球、マクロファージが減少していくのです。もちろん、そうした過程では、がんをはじめとしてさまざまな病気が引き起こされる危険も決して少なくはありません。そうして考えるとマクロファージの働きを高めるには、まず、ストレスを適度に調整して自律神経の働きのバランスを整える必要があるでしょう。

そこで取り組みたいのが生活の見直しということです。

ストレスの最大の要因として作用しているのは、男性の場合には「働きすぎ」、女性の場合は家庭や人間関係による「心の悩み」です。もっとも、これらの要因はいわば生き方の問題でもあり、一朝一夕に解消できるものではありません。また「ストレスをなくさなくては」と自分に義務付けたりすると、今度はそれが新たなストレス要因になることも考えられます。そこでまず試していただきたいのがストレスへの「気づき」ということです。

ストレスが過剰になると、胃が痛んだり、血糖値や血圧が上昇するなど、体の状態にも変化が現れることが少なくありません。そうした場合には生活を振り返ってみて「あのことがストレスとして作用している」と理解することです。

人間には誰しも防御本能というものが備わっています。ストレスの原因が認識できると、自然とその要因を排除するように本能が働きます。たとえば働きすぎの人の場合には、仕事をうまくセーブしたり、またうまく息抜きをして気分転換をはかるようになっていくものですし、自己表現が苦手で人間関係でストレスをためている人の場合には、少しずつでもいいたいことを言葉にできるようになっていくものです。

逆にストレスが少なすぎる人の場合には、自分の生活を見直して、仕事でも趣味でもいいから、本気になって取り組めることを探すといいでしょう。また、異性を好きになることもいい方法でしょう。恋愛をしているときは、誰しも毎日がハラハラドキドキとときめいているものです。これこそが理想的なストレスというものでしょう。

ともあれ、こうしてストレスを適度に是正して、免疫のバランスを整えると、その過程でマクロファージも増強されていくのです。

ポイント2 気分転換やマイペースで楽しめる運動を習慣づける

働きすぎ以外でも、緊張しやすく常に交感神経が優位にある人の場合には、うまく気分転換を心がける必要があるでしょう。休憩時間や休日には音楽を聴いたり、趣味を楽しんでリラックスできる時間をつくる工夫が必要でしょう。そうすることで自律神経の働きが整えられ、免疫のバランスが調整される結果、マクロファージの働きも高められていくのです。

もちろん、同じ意味で運動も効果的です。体がポカポカと温まり汗ばむ程度の運動には副交感神経の働きを整えて、免疫バランスを是正する作用があるものです。もっともゴルフやテニス、野球など勝負がかかったスポーツは逆に交感神経を刺激する結果につながる可能性もあります。とすれば、ちょっと速めに歩くウォーキングなどがもっとも好ましいスポーツといえるかもしれません。

もちろん趣味やスポーツ以外でも、楽しみを持つことは免疫を高めるうえで有効に作用します。たとえば、この本の第一章で紹介した「いずみの会」会長の中山武さんは、がんが見つかった後、タバコをやめ、そのお金を貯金してスポーツカーの購入を計画しています。そうした日々の暮らしの中で、継続する楽しみを持つことが、体のバランスを整えてマクロフアージの強化につながっていくのです。

ポイント3　笑うことで免疫力を高め、マクロファージを活性化させる

　これまで仕事一筋でやってきた人の中には、趣味やスポーツを楽しめばいいといわれても、とっつきが悪く、なかなか実行に踏み切れない人もいるかもしれません。そんな人にはもっと簡単な免疫強化法もあります。それは日々の生活の中で「笑い」を増やすことです。これなら誰でも簡単にできるのではないでしょうか。

「笑い」が免疫力を高めることは、すでにさまざまな実験、研究で明らかにされています。たとえばアメリカの高名なジャーナリスト、ノーマン・カズンズはある日突然、全身性の膠《こう》原《げん》病に見舞われました。全身に火がつけられたような炎症に襲われ、医師からは「治癒の見込みはまったくない」とさじを投げられています。しかし、カズンズは自身で治癒のための方法を研究、多量のビタミン摂取と「笑い」によって免疫力を増強、見事に不治の病からの生還を果たしているのです。

　また、日本でも、岡山すばるクリニックの伊丹仁朗医師が笑うことで免疫力が強化されることを報告しています。伊丹医師はボランティアを募って吉本新喜劇を観劇させ、その前後

のリンパ球を比較しています。その結果、笑うことでがん細胞を撃退するNK細胞が有意に活性化することが判明しているのです。ちなみに伊丹医師の報告では、本当におかしくて笑う場合だけでなく、ニコニコと笑顔をつくるだけでもNK細胞が活発になるとも報告しています。あるいは笑顔をつくったときの表情筋の動きに脳が反応し、その情報が自律神経に伝えられているのかもしれません。

とはいえ、心から面白さを感じて笑っている場合のほうが免疫力を高める効果が大きいことはいうまでもないでしょう。落語や漫才を楽しむのもよし、人との対話の中にジョークを交えてみるのもよし、また日々の生活の中で愉快な出来事を見つけて、笑いのネタにするのもいいでしょう。

この本の第一章で紹介した人たちが見事にがんを克服しているのも、こうした笑いの効用がプラス要因として作用しています。彼らはがんを患《わずら》って落ち込んだ後、明るく笑い合える仲間を見つけています。それが免疫力を強化させ、さらにマクロファージの働きを誘導させているのは間違いないでしょう。

中年になると、誰でも気になるのが、がんや動脈硬化、高脂血症、さらには糖尿病などの生活習慣病です。そのため、多くの人が会社や地域の公共機関を利用して健康診断を受診しています。それはそれでかまわないのですが、問題はその結果の受け止め方です。「要注意」「要精査」などと伝えられると、それだけで自分が病気になったようで、どうしても気持ちが暗く落ち込んでしまいます。かくいう私自身もがん検診で「要精査」と伝えられ気をもんだ経験があるので、そのことはよくわかります。

しかし、そうした気持ちの落ち込みは確実にストレスとして体に作用するものです。そうして本当は病気ではないのに、病気を恐れる気持ちがストレスになって体を圧迫する結果、本当に病気になってしまうことも少なくありません。そんな皮肉な状況に陥らないためには「病気を恐れない」心のしなやかさ、柔らかささを保つ必要があるでしょう。

健診で「要注意」「要精査」と伝えられても、もちろん病気であるかどうかはわかりません。それなら「何かの間違いにちがいない」と一人決めするくらいがちょうどいいのです。自分のことを棚にあげるようですが、「病気かもしれない」といわれたくらいで、オロオロとうろたえる必要はまったくないのです。仮に本当に病気であったとしても、その対策はそのことが判明してから考えればいいのです。

もちろん検査だけではありません。病気にかかった場合も同じです。「治らないのではないか」「これからの生活はどうなるのか」と、不安なことばかり考えていると、ストレスが増大して、症状はどんどん悪化していくばかりです。もちろん、そのときどきの状況に応じて適切な治療や生活について考えることは大切です。しかし、だからといって必要以上に深刻になることもありません。逆に状況が厳しければ厳しいほど、気持ちを明るく保つ必要があるのです。そして、それが免疫を強化して、結果的に病気の克服につながっていくのです。

私の研究パートナーで、盟友でもある福田稔医師は、患者さんと接するたびに「病気になっても病人になるな」と訴えます。何よりも大切なのは気持ちが病気に負けないことです。病気の不安があったり、じっさいに病気になったときこそ、心の強さ、しなやかさが求められることを知っておく必要もあるでしょう。

ポイント5　体を冷やさない

冷蔵庫やエアコンの普及は、私たちの生活を以前とは比較にならないほど、快適なものにしてくれています。しかし、その反面、それらが多くの人たちを病気とはいえないまでも、その一歩手前の状態に追い込んでいるのも事実です。じっさい女性の中には体の冷えに悩まされている人がどれほど多いことでしょう。

それだけではありません。体の冷えはそれだけでもうっとうしいものですが、それがさらに発展して、さまざまなやっかいな病気につながっていく危険も決して小さくはないのです。冷え性に悩まされている人の手足の温度を測ってみると、日本人の平均体温より二度以上低い三四度台ということも多いものです。同じ体でそれだけ温度の違いがあるのは、やはり体のしくみそのものにゆがみが生じているといわざるを得ないでしょう。そんな状態で病気にならないほうが不思議なくらいです。

体の冷えもまた、交感神経を強く刺激します。エアコンで体を冷やしたり、冷たい食べ物や飲み物を摂り続けていると、全身が冷えて緊張します。すると自律神経の働きは交感神経が優位になり、全身の末梢の血管が収縮します。そのために手足など体の末梢部では血流が滞り、温度がどんどん低下していくのです。そうした状態が続くと、末梢部から、内臓など体の中心部にも冷えが広がっていき、やがて、深刻な病気が訪れることになるのです。

元東京大学講師で免疫進化論を提唱しておられる西原克成先生は、冷たいものの摂りすぎは万病の原因になるとともに、その人の性格を攻撃的なものに変えると指摘されています。

このことも体の冷えによって交感神経が刺激されることを物語っているといえるでしょう。

では、体を冷やさないためにはどうすればいいのでしょうか。当たり前のことですが、エアコンはできるだけ使わないほうがいいでしょう。使う場合は、温度を下げすぎないこと。涼しいと感じるくらいならちょっと温度を下げすぎていると考えるべきです。職場などでは、上着を羽織ったり、靴下を重ね履きするなどして、体を温める工夫が必要でしょう。

また、冷たいものをできるだけ体に入れないこと。好きな人には酷な話かもしれませんが、夏場に好まれるギンギンに冷えたビールも、体にはよくありません。最近では、消費者の意識が高まり、化学肥料を使わない自然な野菜や果物が好まれる傾向があります。それなら食物の温度という面でも、自然志向を目指していただきたいものです。

ポイント6　体に優しい食生活に切り替える

食べるということは言葉を換えると、体内の消化管を働かせるということです。ひとことで消化管といっても口から食道、胃、腸さらには肛門までがひとつながりになっており、体の中で非常に大きな部分を占めています。そして、これら消化管はいずれも副交感神経の支配下にあります。つまり食べるということは、それだけで副交感神経を刺激し自律神経のバランスを整える作用があるのです。ストレスで苦しんでいる人がやけ食いをしてストレス発散するのも、ひとつには体が食べることでストレス解消を求めていることによるものとも考えられます。

もっとも、より効果的に自律神経の働きを整えて免疫力を高めるには、それなりの食べ方があるのも事実です。まずひとつは前にもいったように、できるだけ冷たいものを食べないこと。冷たいものが体内に入ると、それだけで交感神経が緊張し、自律神経のバランスが乱れます。そして第二は規則正しい食生活を実践することです。仕事に追われているような人には難しいかもしれませんが、朝、昼、夕と決まった時間に食事を摂る習慣をつけることが大切です。そして間食は避けること。消化管の働きを高め、免疫を活発化させるには、休養の時間をつくることもまた、大切なのです。

もちろん何を食べるか、ということも重要です。

最近では食生活の洋風化とともに、インスタント食品や冷凍食品の利用も、どんどん広がり続けています。しかし、残念ながら、こうした食生活は体には好ましいとはとてもいえないでしょう。日本人はこれまで数千年にもわたって、穀類、野菜、魚を中心とした食生活を営み続けており、そうした食生活に対応しながら体も進化しています。たとえば私たちの腸が欧米人より長いのも、日本式の食生活に対応した結果です。にもかかわらず、急に欧米人のまねをして、肉や牛乳、卵など、動物性たんぱく中心の食生活をはじめると、どうしても体に負担がかかります。このところ、にわかに生活習慣病が増加しているのも、そうした食生活の変化と決して無縁のことではないでしょう。

日本人には、日本人にあった食生活というものがあるのです。とくに私がお勧めしたいのが、玄米や野菜を中心とした食生活です。この本の第一章で紹介した中山さんたちも、実は玄米を中心とした食生活を営んでおられます。中山さんの場合はほとんど肉を食べておらず、ある機会に二年ぶりに肉を食べようとしたら、体がまったく受け付けなかったそうです。普段から肉を食べている人たちにはなかなかご理解いただけないかもしれませんが、肉という食材にはやはり、それだけ強い刺激があるのです。

かくいう私自身も、数年前から、日々の食生活を玄米菜食中心に切り替えています。自分でいうのもおかしなものですが、それからというもの体の調子がずっとよくなり、気持ちも穏やかになりました。やはり、日本人には日本人にあった食生活があるのです。食生活を通して自律神経の働きを整え、免疫力を高めるには、何より体に優しい食生活を実践することが重要です。もちろんその結果、マクロファージの働きも高められていくことは間違いありません。

ポイント7　薬の服用を避ける

最近では、薬学技術が発達し、さまざまな病気に対して著効を発揮する薬剤が開発されているようです。もちろん、がんもその例外ではなく、さまざまな抗がん剤が次々に開発され続けています。

もっとも、そうしていろいろな病気に対する特効薬がつくられているにもかかわらず、病気でかけがえのない命を落とす人はあとを絶ちません。というより、病院などで治療を受けた結果、最悪の事態を迎える人は、以前と比べて、むしろ増加しているようにも思えます。これはどういうことでしょうか。

その前にまず、多くの人たちに共通する薬剤の効果の誤解について見ておきたいと思います。たとえば風邪を引くと、ほとんどの人たちが薬を服用したり、また病院や医院を訪ねて注射を打ってもらうことでしょう。そうして何日かすると、たいていの場合はケロリと病気は治っているものです。そのため、誰しも薬が効いて風邪が治ったと考えがちです。しかし、じっさいのところは違っています。風邪が治ったのは薬のおかげでも何でもありません。その人が生まれながらに持っている治癒力が発動されて風邪を治しているのです。薬はたとえば一時的に熱を下げるなど、症状を抑えるだけの効果をもたらしているにすぎません。

同じことはもちろん他の病気にもあてはまります。薬には症状を一時的に抑える効果はありますが、本質的に病気を治す力は持ち得ないのです。それどころか薬に頼りすぎると、逆に交感神経が刺激され、体の状態はどんどん悪化していきます。当然のことですが、漢方の生薬など一部の例外を除くと、薬剤というのは特殊な化学物質で、生体から見れば異物以外の何物でもありません。その異物がどんどん体に入ってくるのですから、交感神経が刺激されるのも無理はないことでしょう。もちろん、それ以外にその薬が持っている独自の作用も見逃せません。

ここでひとつ付け加えれば、そうした薬剤のマイナス作用は薬の効果に比例しています。つまり効果の高い薬ほど、副作用も大きいものなのです。そのことは、抗がん剤の効果を考えればわかりやすいでしょう。抗がん剤というのは、つまるところ、がん細胞のように増殖の著しい細胞を叩く作用を持った薬です。もっとも、残念ながら私たちの体の中では、がん細胞以外にも骨髄の造血細胞など、同じように急激な勢いで増殖を続けている細胞もありま

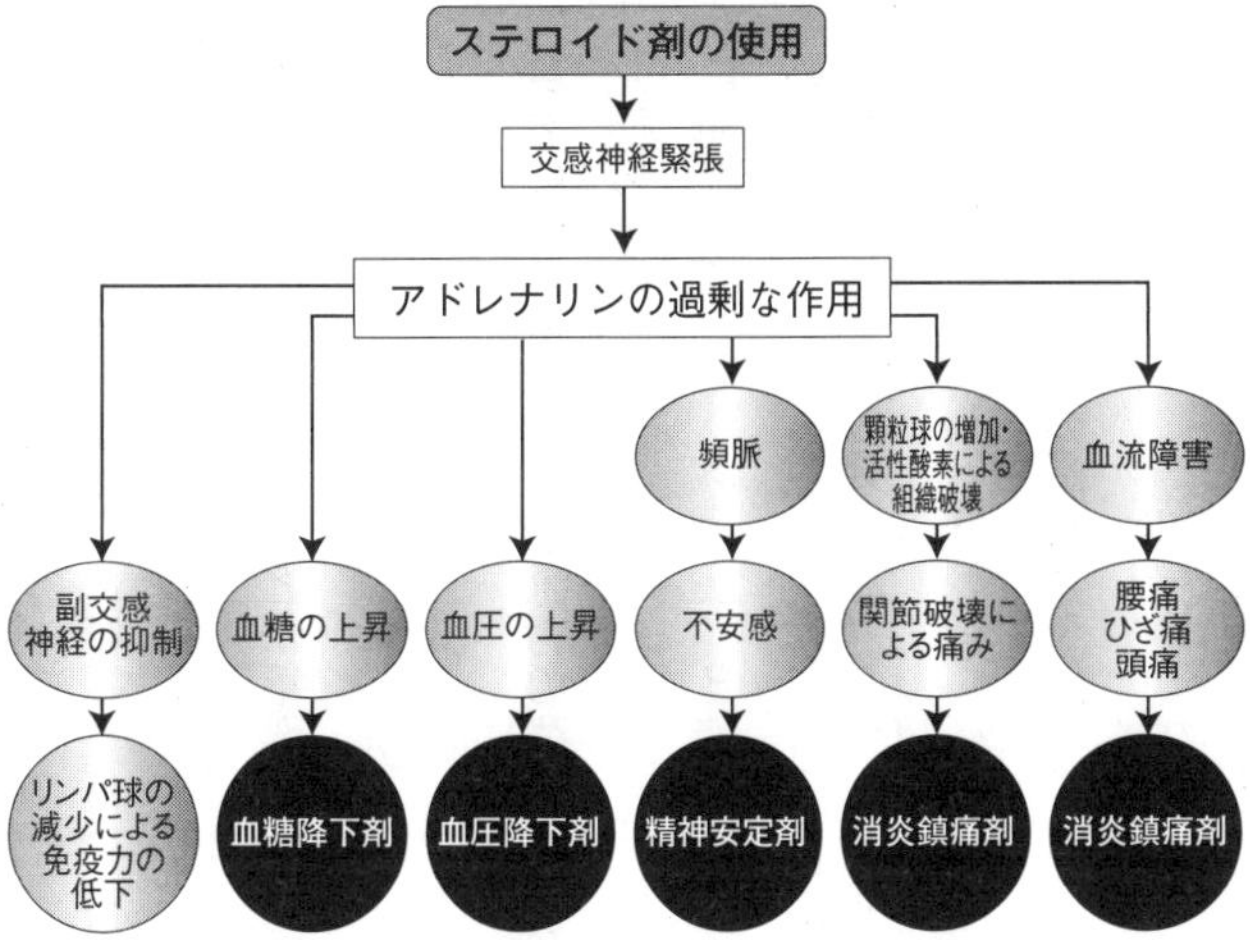

新たな病気を呼ぶステロイド剤

す。抗がん剤を利用すると、がん細胞だけでなく、これらの増殖を続けている細胞をも死滅させてしまうのです。抗がん剤を利用すると、白血球が減少するのもそのためです。さまざまな病気に対する特効薬ができたにもかかわらず、病気で命を落とす人があとを絶たないのは、こうした薬剤への依存傾向が高まっていることと決して無関係ではないでしょう。これは現代医療の落とし穴といってもいいかもしれません。

もちろん、ときには病気になった後、症状が悪化して一時しのぎで薬剤に頼らざるを得ない局面もあるでしょう。しかし、そうした例外的な状況を除けば、薬剤はできるだけ使わないようにするべきです。とくに免疫力を落ち込ませる作用が著しいのが、ステロイド剤、消炎鎮痛剤、そして免疫抑制剤の三種類の薬剤です。これらはよほどのことがない限り、使用は控えるべきでしょう。本当に病気を治したいなら、薬に頼らず、生活を見直して自らの治癒力、つまりマクロファージを中心とする免疫力を回復させることが重要です。遠回りのようでも、長い目で見ればそれが病気を撃退するもっとも有効な方策といえるでしょう。

自然に生きることが治癒力の強化につながる

免疫力を高め、マクロファージを活性化する七つの方法を見てきました。なかには、こんなに簡単なことでいいのか、と驚かれた人もいるのではないでしょうか。じっさい免疫力を高めるのは、そんなに難しいことではありません。そして、それは私たちの日々の暮らしが、本来あるべき形から、どれだけ逸脱《いつだつ》しているかを物語ってもいます。

私たち人間も含めて、すべての生物には生まれながらに治癒力が備わっています。体に異変が生じると、その治癒力が働いて、生体を本来あるべき健康な状態に引き戻そうとするのです。その治癒力の根源がマクロファージであり、マクロファージを中心として形成されている治癒システム、つまり免疫システムをコントロールしているのが自律神経というわけです。これらはいずれも自然で無理のない生活の中で、最大限の力を発揮するものです。翻《ひるがえ》って私たちの暮らしを見直してみてください。自分では当たり前と思っている生活のそこここに無理が生じているのではないでしょうか。

たとえばストレスということひとつをとってみてもそのことがわかります。人間は楽しいときには声をあげて笑い、悲しいときは涙に暮れるのが自然な生き方でしょう。しかし、人間関係や世間体など、さまざまな要素が複雑に絡み合う中で、そうして自然に生きることがなかなか難しくなっています。そのように自分を押し殺して生きていく過程で、過剰なストレスが生じているのではないでしょうか。

もちろん同じことは生活のさまざまな局面についてもあてはまります。自然環境と相反する空調システムの中で暮らし、さらに食生活では体に合わない洋風の食生活を取り入れ、添加物が多量に含まれたインスタント食品を利用することも少なくありません。そして体にわずかでも異変があれば、生体にとっては異物でしかない薬に依存しているのではないでしょうか。

これでは生まれながらに備わっている治癒力が衰えないほうが不思議というものでしょう。そうした心の持ち方、生活の仕方をあるべき姿に変えることで、免疫力を甦らせ、マクロファージの働きを活性化させることができるのです。要は自然に、人間らしく生きること。そのことこそが健康を維持していく、あるいは病気を克服する唯一無二の方法だと私は確信しています。第一章でとりあげた、がん克服を実現している人たちの実例は、そのことを何よりも雄弁に物語っているといえるでしょう。

二〇世紀に入ってからのこの一〇〇年あまりの間で、私たち人間の暮らしは大きな様変わりを続けています。その間に急激な発展を遂げた科学技術は、私たちの暮らしを快適で利便性に富んだものにしてくれています。しかし、その反面、私たち人間が本来持っていた一個の生物としての力が失われつつあるのも事実でしょう。本当の意味での健康を実現するために、まずはその生物としての力を取り戻すことからはじめていただきたいと願って、筆を擱《お》きたいと思います。

あとがき

がんの発症原因に患者自身が思い当たることがなく、さらに医師のほうも発がんの理由に具体的にたどり着けないならば、原因をとり除くという根本治療が不可能なのは当然でしょう。がんが手術で一時的になくなったり、抗がん剤や放射線照射でがん組織が少しでも小さくなれば大満足という流れは仕方がないことです。

しかし、このような流れでは、体から生きる力を奪い、免疫力を低下させ、がんの悪化や再発を促《うなが》すばかりなのです。「早期発見、早期治療」といわざるを得ないのは、がんを治す自信のなさの表れでもあるのです。当然、早期発見をすれば予後はよくなるでしょう。しかし、そうした治療は、長い目でみれば間違ったものでいずれ再発は免れられないのです。

一七年前にはがんによる年次死亡者数は一五万人で、現在の三二万人の半分以下でした。熱心に早期発見、早期治療を進めれば進めるほど状況は悪化しました。検査で無理やり見つけた多くの早期がん患者は、放っておけばがんが自然に治っていた人たちだったということです。本書にあるように、体を労《いたわ》ればば進行がんでも治るのですから。

早期のがん患者ががんの発症を知らないでいれば、休息などにより免疫力が上昇し、自然に治るのは当然でしょう。がんの告知という激しいストレスにも遭わないで済んだわけですから。これからの医療の流れは変わらなければならないし、その流れを本当に変えられるのは、医療に何のしがらみもない普通の人たちの感性でしょう。

自分でつくった病気は自分で治す。病気は（がんも）生き方の偏りを教えてくれた大切なもの、という感覚が備われば、体を労り、病気に感謝するという心構えができるでしょう。感謝の気持ちは、迷いの気持ちと対極にある感情でしょう。このとき、体を守る白血球、つまり、マクロファージやその分身たちが、最大級に力を発揮できるわけです。

死の淵から脱却した人たちのお話をまとめたり、私の考えを適確に編集してくれたライターの常蔭純一氏、講談社の村井浩部長や編集スタッフの武田淳平氏、「いずみの会」会長の中山武氏に感謝の意を表します。多くの読者がこの本により、病に感謝する心境ができ、本当の意味での新しい人生の出発ができるようになることを期待しています。

安保 徹

1947年、青森県に生まれる。1972年、東北大学医学部卒業。医学博士。米国アラバマ州立大学留学中の1980年、「ヒトNK細胞抗原CD57に対するモノクローナル抗体」を作製、「Leu-7」と命名。1989年、「胸腺外分化T細胞」を発見し、1996年には「白血球の自律神経支配のメカニズム」を解明するなど、数々の大発見で世界を驚かせる。現在、新潟大学大学院医歯学総合研究科、免疫学・医動物学分野教授。

著書には『病気は自分で治す』(新潮社)、『安保徹の食べる免疫力』(世界文化社)、『体温免疫力』(ナツメ社)、『「薬をやめる」と病気は治る』(マキノ出版)、ベストセラーとなった『免疫革命』(講談社インターナショナル)などがある。

講談社+α新書 193-3 B

医者《いしゃ》に見放《みはな》されても病気《びょうき》は自力《じりき》で治《なお》る

究極の免疫力再生法

安保《あぼ》 徹《とおる》

2006年8月20日第1刷発行

発行者―――― 野間佐和子
発行所―――― 株式会社 講談社
東京都文京区音羽2-12-21 〒112-8001
電話 出版部(03)5395-3529
販売部(03)5395-5817
業務部(03)5395-3615
装画―――― 荒木慎司
デザイン―――― 鈴木成一デザイン室
本文組版―――― 朝日メディアインターナショナル
カバー印刷―――― 共同印刷株式会社
印刷―――― 慶昌堂印刷株式会社
製本―――― 株式会社国宝社

落丁本・乱丁本は購入書店名を明記のうえ、小社業務部あてにお送りください。

送料は小社負担にてお取り替えします。

なお、この本の内容についてのお問い合わせは生活文化第二出版部あてにお願いいたします。

Printed in Japan ISBN4-06-272393-X 定価はカバーに表示してあります。

講談社+α新書

人生がガラリ変わる！ 美しい文字を書く技術 猪塚恵美子
見るだけで読むだけで美人文字が書ける!! 字が変われば毎日が楽しく生きられる術《すべ》を伝授!!
800円 283-1 C

分かりやすい図解コミュニケーション術 藤沢晃治
仕事もデートも全てうまくいく7つの「秘伝」!! 上手な図解を会得すれば人生の達人になれる！
800円 284-1 C

ペンタゴン極秘文書が語る衝撃のシナリオ 北朝鮮最終殲滅計画 相馬勝
イラクを粉砕した米国軍は、すでに朝鮮半島に照準を合わせていた――一級資料を独占入手！
838円 285-1 C

釣り宿オヤジ直伝「超」実践海釣り 芳野隆
子供から女性まで、誰でも海釣りを満喫できるための知恵を船頭歴35年の名物オヤジが伝授！
838円 286-1 D

持続力 山本博
栄光、20年の空白、復活の銀メダル。生涯現役を貫き、歳を重ねる毎に輝きを増す男の人生哲学
800円 287-1 C

野球力 ストップウォッチで判る「伸びる人材」 小関順二
走る!! 投げる!! 反応する!! その総合力が野球力だ。スモールベースボールの源に迫る!!
838円 288-1 D

子供の潜在能力を101％引き出すモンテッソーリ教育 佐々木信一郎
家庭でもできる究極の英才教育！ 子供の興味を正しく導けば才能は全開。子供はみな天才だ
800円 289-1 C

ジャズＣＤ必聴盤！ わが生涯の200枚 岩浪洋三
評論家生活40年を通して選び抜いた古典／スイング、モダン、ヴォーカルの〈ジャズ遺産〉!!
876円 290-1 D

男と女でこんなに違う生活習慣病 太田博明
男性の延長線上にあった女性の治療法が、最先端医療で性差が明確に!! 肥満の意味も違う!!
800円 291-1 B

あらすじでわかる中国古典「超」入門 川合章子
『西遊記』や『史記』『紅楼夢』、漢詩からゲーム世界まで概観。これ一冊で中国知ったかぶり!!
838円 292-1 C

最強のコーチング 清宮克幸
ビジネスマン必読！ 早稲田ラグビーを無敵にした指導力の秘密。五年間の改革の集大成を！
800円 293-1 C

表示価格はすべて本体価格（税別）です。本体価格は変更することがあります